看護を教える人のための
経験型実習教育ワークブック

編集 **安酸史子** 関西医科大学看護学部　教授
　　 北川　明 帝京平成大学ヒューマンケア学部看護学科　教授

執筆（50音順）
小野美穂 岡山大学大学院保健学研究科基礎看護学分野　講師
北川　明 帝京平成大学ヒューマンケア学部看護学科　教授
小森直美 防衛医科大学校医学教育部看護学科地域看護学講座　准教授
安酸史子 関西医科大学看護学部　教授
山住康恵 共立女子大学看護学部看護学科基礎看護学領域　准教授

医学書院

看護を教える人のための 経験型実習教育ワークブック

発　行	2018年4月15日　第1版第1刷Ⓒ
	2020年11月1日　第1版第3刷
編　集	安酸_{やすかた}史子_{ふみこ}・北川_{きたがわ}　明_{あきら}
発行者	株式会社　医学書院
	代表取締役　金原　俊
	〒113-8719　東京都文京区本郷 1-28-23
	電話　03-3817-5600(社内案内)
印刷・製本	三報社印刷

本書の複製権・翻訳権・上映権・譲渡権・貸与権・公衆送信権(送信可能化権を含む)は株式会社医学書院が保有します．

ISBN978-4-260-03591-0

本書を無断で複製する行為(複写，スキャン，デジタルデータ化など)は，「私的使用のための複製」など著作権法上の限られた例外を除き禁じられています．大学，病院，診療所，企業などにおいて，業務上使用する目的(診療，研究活動を含む)で上記の行為を行うことは，その使用範囲が内部的であっても，私的使用には該当せず，違法です．また私的使用に該当する場合であっても，代行業者等の第三者に依頼して上記の行為を行うことは違法となります．

JCOPY 〈出版者著作権管理機構　委託出版物〉
本書の無断複製は著作権法上での例外を除き禁じられています．複製される場合は，そのつど事前に，出版者著作権管理機構(電話 03-5244-5088, FAX 03-5244-5089, info@jcopy.or.jp)の許諾を得てください．

まえがき

　臨地実習という学習の場は、学生にとってはストレスフルな現場だと思う。学生は初めて訪れる病院、初めて関わる患者や看護師たちとの出会いに緊張し、自らが関わることで患者に迷惑をかけないか、患者は自分を受け入れてくれるか、臨地実習指導者や学校教員から叱られないようにちゃんと記録が書けるか等々、多くのことに不安を感じる。どれほど事前学習を積み重ねてきた学生であっても、臨地実習に行くことの大きな緊張と不安から、自信のない脆弱な精神状態になってしまうことが多い。
　このような精神状態のもと、現場で学生はさまざまな体験に困ったり、悩んだり、楽しんだり、喜んだりする。そうしたプロセスのなかで学生は学び、成長していく。この学生の学びや成長を大きくするために、看護教師としてどのような教育的支援を行なえばよいかを突き詰めてきたものが、「経験型実習教育」である。

　本書は、看護を教える人がその教師力を高めるため、経験型実習教育の事例とワークを収載した。学生の強みや主体性を大切にし、ケアリングの醸成を目指す看護教育のあり方について、具体的なシナリオの展開を中心に、編者の考えを言語化してお伝えすることに取り組んできた成果としてお届けするものである。先行書『経験型実習教育　看護師をはぐくむ理論と実践』の内容、事例構成から進んだものに変化していることをあらかじめ付記したい。また実際の実習教育の場では、その場の状況と対話しながら教育していくため、文字に表していない学生の状況や患者さんの状況によっては、全く別のアプローチのほうがより適切である可能性もある。可能な限りのリアリティを追求した具体的な事例展開では、看護教師の思考過程についての提示を試みている。学内外の研修でさまざまな活用をしていただければ幸いである。このワークブックを手に取られて、より深く知りたいと思われた読者は、先行書『経験型実習教育』をひもといていただければと思う。
　なお本書では、「看護を教える人」として、学校機関に所属する看護教員、そして臨床で学生の実習指導を担当する臨床実習指導者を含めて、（看護）教師と定義し、記載している。教諭とは、「教育職員免許法による普通免許状を有する、小・中・高等学校、幼稚園、養護・聾（ろう）・盲学校の正教員」をいい、教員は、「学校で児童・生徒・学生を教育する職務についている人」を指す。一方、教師は、学校などで、学業・技芸を教える人を指し、より幅が広い概念である。すなわち、看護大学や看護学校で教育する職務についている人は教員であり、教師である。臨床実習指導者は教員ではないが、やはり教師であるというのが、編者の考えの根底にある。

　最後に、本書で登場する事例については個人が特定されないように種々の処理を施していること、またその集約・整理にあたっては多くの関係者のお力添えをいただいたことを付記し、感謝申し上げる。なかでも、沖縄県専任教員再教育研修でのワークの機会から多く

のヒントをいただいた。多様な事例をアレンジして使用することに快諾いただいた前沖縄県看護教育協議会会長の垣花美智江先生と研修生たちに深謝する。

　このワークブックが臨床実習指導で悩む看護教師にとって少しでも役に立てば、このうえない幸せである。

　2018年3月

　　　　　　　　　　　　　　　　　　　　　　　　　　　安酸史子・北川　明

目次

第1章　経験型実習教育の学びを深める　　（安酸史子）

1　あたらしい時代の教師に求められる能力の向上　　2
- Ⓐ 時代・地域の要請に見合う看護学教育へ　　2
- Ⓑ 本ワークブックの意義と構成　　4

2　「よく見て、よく聴く」経験型実習教育　　5
- Ⓐ 経験型実習教育で「おとなの学び」をはぐくむ　　5
- Ⓑ 教材化のために教師ができること　　6

3　経験型実習教育を行なううえで必要な能力　　8
- Ⓐ 教材化に必要な教師の能力と授業過程　　8
- Ⓑ 教師自身が反省的実践家であること　　9

4　経験型実習教育の流れと実習指導で追求すること　　10
- Ⓐ 学生の直接的経験の把握　　10
- Ⓑ 直接的経験の明確化　　11
- Ⓒ 学習可能内容を考える　　12
- Ⓓ 関わりの方向性を考える　　14
- Ⓔ 経験の意味づけの援助　　15

5　経験型実習教育の展開に不可欠な質問と発問　　16
- Ⓐ 正解を強くもちすぎないこと　　17
- Ⓑ オープンリードで学生を誘う　　19
- Ⓒ 行為のなかのリフレクションを導く教師の関わり　　20
- Ⓓ "I"メッセージは最後に語る　　22
- Ⓔ 教師が学生を理解するということ　　22

第2章　経験型実習教育の導入ワーク
(北川明・山住康恵・安酸史子)

1　ワークの進め方と用語解説　26
- A　各章でのワーク構成と流れ　26
- B　項目の説明　28

2　学生の強みと課題を見つけよう　29
- A　成人看護学慢性期実習での事例①からワークする　30
- B　成人看護学慢性期実習での事例②からワークする　34

3　学生の直接的経験を推測してみよう　38
- A　成人看護学急性期実習での事例からワークする　38
- B　統合実習での事例からワークする　41

4　学生の学習可能内容を考えよう　45
- A　基礎看護学実習Ⅱでの事例からワークする　46
- B　統合実習での事例からワークする　48

第3章　読んで学ぶ　解説事例10
(北川明・小野美穂・小森直美・安酸史子)

- 解説事例1：「態度の悪い」学生―やる気がないように見える　52
- 解説事例2：看護計画が実施できない学生―積極的な姿勢が見えない　58
- 解説事例3：患者に拒否された学生―ショックで落ち込んでいる　64
- 解説事例4：患者に自らの価値観を押し付ける学生―積極性が空回り　69
- 解説事例5：患者の状態をアセスメントできない学生―情報収集がわからない　74
- 解説事例6：自己評価が高すぎる学生―客観視ができない　78
- 解説事例7：患者のアクシデントや急変を自分のせいにする学生―消極的で受け身　83
- 解説事例8：ケア後にクレームの対象となった学生―誰のための看護かがズレている　87
- 解説事例9：ヒヤリハットに動転した学生―自身の長所・短所が整理できていない　92
- 解説事例10：ADHD（注意欠如・多動症）の学生―答えのない現実に直面している　97

第4章　シナリオをつくろう　研修事例18
(北川明・小野美穂・小森直美・安酸史子)

- 研修事例1：やる気になれない学生―記録・課題に時間がかかる　104
- 研修事例2：失敗の報告をしない学生―想像力が乏しい　108
- 研修事例3：教師の指示を守らない学生―根拠のない自信がある　112
- 研修事例4：相談せずにケアを実施しようとする学生―考えが浅い　116
- 研修事例5：実習指導者に不満がある学生―現場判断がわからない　120
- 研修事例6：褥婦のケアができずに後悔した学生―自責傾向が強い　124

研修事例7：患者に予定変更を言い出せなかった学生―気が弱い 128
研修事例8：多重課題で優先順位がわからなくなった学生―まじめでおっとり 132
研修事例9：集中するとほかが見えなくなる学生―緊張しやすい 136
研修事例10：患者との距離感がわからない学生―言われるがままになる 140
研修事例11：患者にケアを強要する学生―思い込み・正義感が強い 144
研修事例12：患者の状態をアセスメントできない学生①―視野が狭い 148
研修事例13：患者の状態をアセスメントできない学生②―察することが苦手 152
研修事例14：患者に合わせた看護計画が立てられない学生①―せっかちで先走る 156
研修事例15：患者に合わせた看護計画が立てられない学生②―時間がかかる 160
研修事例16：末期がん患者へのケアに戸惑う学生―コミュニケーションが不安 164
研修事例17：グループメンバーに強く干渉する学生―連携ができない 168
研修事例18：インシデントレポートを提出した学生―実習がこわい 172

索引　176

装丁デザイン/トップスタジオデザイン室（轟木亜紀子）

第1章

経験型実習教育の学びを深める

1 あたらしい時代の教師に求められる能力の向上

A 時代・地域の要請に見合う看護学教育へ

　2020年、この国の「教育大改革」が始まります。AI(人工知能)時代を前に新学習指導要領が小学校からスタートし、「大学入学共通テスト」の時代になります。そこでは画一的でない、自身で考える力の養成が課題に掲げられています。そうした社会の大きな趨勢のなか、看護界では、大学における看護系人材養成の在り方に関する検討会(文部科学省)から「看護学教育モデル・コア・カリキュラム」(以下、コア・カリ)＊が出されました。看護系各大学は、社会の変遷に対応した看護学における「基本的な資質・能力」を教育していくためのカリキュラムの見直しを各自考案することが求められます。さらに周知・検討期間を経た2019年4月以降に、コア・カリを参照したカリキュラム開始が提案されています。なかでも臨地実習については、学士としての教育における臨地実習の充実が不可欠であるとして、今まで以上に地域医療(地域完結・循環型医療)や地域包括ケアシステムを意識した内容になり、医療や介護を超えたさまざまな領域を視野に入れたものとなることが予測されます。

　また、従来の領域別の病院内看護を中心とした臨地実習から、「看護を必要としているところに学生が実習に行く」臨地実習へと、大きく観点の変換が求められています。そして、地域精神看護実習や小児在宅看護実習といった領域横断型の臨地実習のあり方が各大学独自で模索される時代に突入していくでしょう。

　臨地実習を想定した教師の各種能力のますますの向上が必要になります。

　編者は『経験型実習教育　看護師をはぐくむ理論と実践』(2015年)の終章で、自身が提唱する経験型実習教育における、いくつかの課題を述べました。

　一番大きな課題は、「経験型実習教育の成功は、**教師の能力**によるところが大きいこと」です。学生のレディネスや経験を確認することなく、教師が教えたいと考えたことを教えていく**指導型の教育**ではなく、**学生の直接的経験に焦点を当てて、経験から学ぶ力を育成することをめざす**「経験型実習教育」では、状況をとらえる教師力が必須となります。学生を見る力や聴く力が未熟であれば、学生の経験に迫ることができず、経験型実習教育が成り立ちません。

　この見る力と聴く力には、学生の言葉をありのまま受け止める力や、一緒に学びたいという気持ちを起こさせる学習的雰囲気、学生の経験している状況を俯瞰して把握する力も含まれています。

　2つ目の課題は、**学生の資質**によっても、経験型実習教育の展開が困難なこと

＊
文部科学省高等教育局医学教育課:看護学教育モデル・コア・カリキュラム～「学士課程においてコアとなる看護実践能力」の修得をめざした学修目標～の策定について,平成29年10月31日.
http://www.mext.go.jp/b_menu/shingi/chousa/koutou/078/gaiyou/1397885.htm

があることです。経験型実習教育は、どのような学生にも有効な万能の教育方法ではありません。学生のレディネスに応じて教育方法を選択していく必要があると考えています。また、経験型実習教育を行なうためには、教師だけでなく学生にもいくつかの力が必要とされます。自らの経験を振り返ることができなければ、経験から学ぶことはできず、学生が教師に自らの経験を表現することができなければ、教師からの支援を受けて経験を深め意味づけることはできません。

経験の振り返りや経験の表現については、プロセスレコードやイメージマップなどのツールを用いることで、ある程度カバーできる部分がありますが、なかにはどうしても自らの考えや思いを表出できない、**特別な支援を要する学生**[*1]も一定数存在しています。

[*1] 解説事例10（→p.97）、文部科学省：特別支援教育 http://www.mext.go.jp/a_menu/01_m.htm

看護の実習教育では、教育経験がない新人教師であっても、看護師ライセンスがあるだけで臨床実習指導はできるものとみなされ、最初から1人で担当を任せられることが多く、**指導に困ったときにも1人で対応しなければならない**ことが多いのが現状です。非常勤職員を雇用して臨床実習指導を任せているところも少なくありません。大学によっては助教が自分でも学生を受け持ちながら、非常勤教員の相談を受ける体制もあります。

臨床看護師として、自分が当たり前にできることであっても、初学者の看護学生にとっては、**最初から当たり前にできることは1つもない**と考えたほうがよいのです。「できなくて当たり前」「わからなくて当たり前」「緊張して当たり前」なのです。落ち着いて見える学生であっても、試験でよい点をとれる学生であっても、基本的に学生はみんな最初はドキドキしながら実習に臨んでいます。学生が自らの経験を通して学びを深めていくことを、教師として支援するのはそう簡単なことではありません。どんなベテラン教師であっても、最初から素晴らしい教育ができていたわけではありません。うまくいかなかった指導を学生のせいにしてしまうのではなく、教師としての自分の関わりを真摯に振り返って次の指導に活かしていくことで、看護教師は成長していくのです。経験型実習教育を志向して実践していく過程を通して、看護教師も成長し、フレッシュでいられるのです。

また、教師の教育力量を高めていくためには、教師として困った経験を一緒に振り返って考えてくれる**スーパーバイザー**の存在は大切です。実際の教育経験をリフレクション[*2]しながら経験を積んでいくことが一番よいのですが、適切なスーパーバイザーがいない場合には、経験を積んでも独りよがりの解釈に終始してしまい、学生指導に手ごたえをもてないままでいる教師は多いのではないでしょうか。教育よりも研究を重視するような環境のなかでは、学生への指導場面を検討しあうような教育的な風土はないかもしれません。

本書は、この2つの課題を乗り越えるための実力を養えるよう、教師が紙上研修できるためのケーススタディを目的としています。

[*2] ドナルド・ショーン著の『専門家の知恵』（佐藤学/秋田喜代美訳、ゆみる出版、2001）では、行為のなかの「省察」に基づく「反省」的実践家、というように、reflectionという概念を翻訳する際に「省察」と「反省」という2つの訳語が使用されていた。近年は、看護領域を中心に「リフレクション」と表現されることが多く、本書でも混乱を避けて「リフレクション」としている。
参考：田村由美、池西悦子：看護の教育・実践にいかすリフレクション, 南江堂, 2014

B 本ワークブックの意義と構成

　経験型実習教育について、理論的に理解できても、目の前の学生指導に活かせなければ意味がありません。本書では、経験型実習教育の**具体的な関わり(ケースワーク)**を学生のタイプ別・シチュエーション別に分けて典型例として用意しています。それぞれに呈示している答えが、決して正解ということではありませんが、事例をもとに多面的に考えてみることができるように工夫しています。**現場でよくある事例から教材化していく流れを学ぶ(ワークする)**ことに焦点を当てて、解説することを試みました。全国の臨地実習場面で頻発している現代的な事例を精選・アレンジして紹介し、その具体的な教育指導の展開を示しています。

　第1章では、編者の前著『経験型実習教育』を読まれたことのない読者にもワークがしやすいように、その**理論**と**実際**についてかみくだいて解説しています。第2章では、具体的な研修事例を始める前に、学生の強みや課題を見つける、学生の直接的経験を推測する、などの**経験型実習教育の展開に必要な各パート(項目)別の導入ワーク**を学んでいきます。第3章以降では発問などによって学生の強みや課題、直接的経験が明確になった後に、実際にどのように教材化していくかについての解説や研修という構成になりますので、その前段となる基礎力をつけるためのワークです。第3章では**解説事例**として、臨地実習の目的・目標をもとにして、実際にどのように教材化して、経験型実習教育を展開していくのかについて、詳細なストーリーを提示して解説しています。同じように思える事例であっても、少し条件が変われば解釈も異なり、適切な関わりも異なってくるということはよくあります。そうした際にどうしたらよいかと思考を拡げるポイントを記載しました。スーパーバイザー視点からのコメントは、サイドスペース[*1]で同時に参照できるように示しています。読者の皆さんも適宜サイドスペースに自分の気づきを書き込んでみてください。第4章では**研修事例**として学生状況を設定し、それに対しどのような方向性で指導していくかを個人またはグループで考えて、実際に項目別に記載できるよう意図して作成しました。正解は多様です。さらに条件を付加してより複雑な状況を設定し検討していただくなど、個人あるいはグループワークにおいてさまざまに工夫して、**FD**[*2]などで実際に活用してみてください。

❖ ❖ ❖ ❖ ❖

　前著『経験型実習教育』の読者やこの理論について既にご存じの方は、本章はここまでとして、第2章または第3・4章に飛んでいただき、何より大事な現場につながるためのワークにすぐ取り組んでみてください。本書の基盤になる考え方について初めて学ばれる方、おさらいされたい方は、次頁の2節以降も目を通されてから進んでいただくと、その後の理解の助けとなるでしょう。

*1 こちらの注釈欄のこと

*2 Faculty Development、ファカルティ・ディベロップメント

2 「よく見て、よく聴く」経験型実習教育

　経験型実習教育は、学生が主に臨地実習現場での経験を振り返り、「反省(リフレクション)的経験」として自らの経験を意味づけていく力をはぐくむことを支援する教授法です。

A　経験型実習教育で「おとなの学び」をはぐくむ

　経験型実習教育においては、学習者を成人ととらえ、「おとなの学び」と称される成人教育学(Andragogy　アンドラゴジー)の理論に即します。**上から目線で子ども扱いせず、学生にきちんとおとなとして接し、関わる**ことが、その将来的・継続的な成長の土台になると考えるからです。

　その教育内容はヒューマン・ケアリング[*1]を志向し、関わりの方法論としてはケアリング[*2]および自己効力理論[*3]を基礎にしています。経験型実習教育では、教師は学生が豊かな直接的経験ができるように学習環境を整え、反省的経験の過程が促進されるような学習の場を準備し、学生による探求が進むように援助します。こうした「経験」のとらえ方全般としては、デューイ(Dewey J)[*4]の考え方を基盤としています。

　実習教育の場では、教師がその場に存在するかしないかにかかわらず、学生は受け持ち患者との関わりを中心にしたさまざまな体験をし、自分なりに自分の体験に意味づけしていく学習活動をしていると考えられます。しかし学生1人では独りよがりの解釈になったり、貴重な経験が意味づけされずに流れてしまったりします。そのため、直接的経験ができる学習環境の調整や反省的経験をともにできる教師の教授活動が必要と考えています。実習場面の教材化のモデルは、実習場面における学生の直接的経験を明らかにし、反省的経験をしていくプロセスをモデルにしたものです。

　直接的経験をする機会を学生に自由に与え、その意味づけをする反省的経験までを含めて「経験型実習教育」と考えています。

[*1] 心に価値を置いた、愛に満ちた優しさ・思いやり・平静といったものを実践すること。看護活動の基盤となる概念として提起されてきた概念であり、代表的な看護理論家はレイニンガー(Leininger M)、ベナー(Benner P)、ワトソン(Watson J)である

[*2] ケアする人とケアされる人相互の関わり・つながり

[*3] 自分自身を信じ、期待できることが成功を導くとする教育理論。心理学者バンデューラ(Bandura A)による

[*4] 哲学者、社会心理学者、教育学者。経験型実習教育の基盤となった重要な理論家。主著に『経験と教育』(原著1928. 市村尚久訳、講談社、2004) など

B 教材化のために教師ができること

＊
以下、実習指導者と略する。なお、教育機関に所属する教員と臨床/施設に勤務する実習指導者の両者を合わせて、本書で「教師」（教える役割を担う人）と定義する。まえがき参照

図1-1 に示す実習場面の教材化のモデルは、教員や臨地実習指導者＊が実践のガイドとして使用するためのものです。学生の判断能力と主体性をのばすためには、学生自身が気になったり、困ったりした出来事の意味を考え、その解決のための方法を探求していくことが必要です。教師は学生の話をよく聴くことにより、学生の経験の把握や明確化を行ない、学習可能内容を考え、関わりの方向性を考えてアプローチします。学生はそうした教師のはたらきかけを受け止めながら経験の意味を探求していきます。

このモデルでは、学生が自らの経験（直接的経験）を振り返り、表出することが必要であり、教師は学生の直接的経験を把握し、明確化するために、学生の行動や話を「よく見て、よく聴く」ことが求められています。学生が脅威を感じずに自分の経験を表出するためには、学生の話に耳を傾け、聴こうとする教師の態度や雰囲気が重要です。

人が何かを学ぶときに、学習環境はとても重要になります。学習環境には物理的環境と人的環境がありますが、なかでも人的環境として、**教師の学習的雰囲気（learning climate）** があることが、学生の主体的行動を促進するためには必要です。

そのうえで、教材化のプロセスが進み、学生は自らの経験の意味を探求することができ、理解し説明できる経験（反省的経験）へと導かれていくのです。

臨床現場は、生身の患者と生身の学生が関わりあうわけですから、さまざまなことが生起します。そういった意味で、臨床現場は看護学の知識や技術を習得するための学習素材の宝庫と言えます。その素材のなかから、学生が学習内容を経験できるように選択し、教師−学生−素材の緊張関係をもった学習の場をつくることが教師による「教材化」ということになります。看護学実習においては、学生は受け持ち患者やその家族あるいは看護師・スタッフとの関わりのなかで、さまざまな経験をします。教師は、そうした学生が自分で経験した事実あるいは現象のなかから、典型的で具体的な経験を素材として切り取り、教材化して教授＝学習過程を展開していくのです。

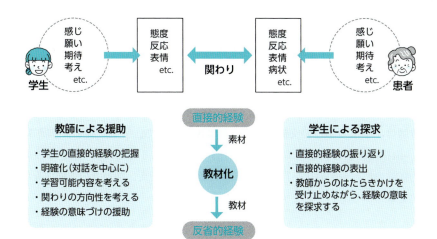

図1-1 実習場面の教材化のモデル

経験型実習教育を行なううえで必要な能力

　教師は、学生の学びの支援者である教師役割として、学生の話をよく聴き（傾聴）、直接的経験を明確化するための質問や発問をすることによって、学生の直接的経験の把握や明確化を行ない、学習可能内容を考え、関わりの方向性を考えてアプローチしていくのです。

A 教材化に必要な教師の能力と授業過程

　さて、経験型実習教育を実施するにあたって、いったいどのような能力が教師には求められるのでしょうか。筆者は、教材化に必要な教師の能力として次の8つを挙げました。この8つの能力は個々に存在するものではなく、相互に関連して、教師の身についた能力となり、指導場面においては直感的な判断と教授行動として現れると考えています。しかし、あえて8つの能力がどのようなときに主に必要となるかをわかりやすくするために、その能力が最も寄与すると考えられる授業過程を表1-1に示しました。

表1-1　教材化に必要な教師の能力と対応する授業過程モデルのステップ

教材化に必要な教師の能力	授業過程モデルのステップ
a．学生の学習への信頼	①学生の直接的経験の把握
b．学習的雰囲気を提供する力	②直接的経験の明確化
c．学生理解	
d．患者理解	②直接的経験の明確化
e．言語化能力（知識）	③学習可能内容を考える
f．状況把握能力	③学習可能内容を考える
g．臨床教育判断能力	④関わりの方向性を考える
h．教育技法	⑤経験の意味づけの援助

　ここで研究者向けにまとめると、経験型実習教育は、アンドラゴジー[1]の立場に立ち、リフレクションと反省的経験[2]を中核とし、その展開方法にケアリング[3]と自己効力理論[4]を取り入れたものです。

[1] Knowles M、1990
[2] Dewey J、1933/1938
[3] Mayeroff M、1971；Noddings N、1992
[4] Bandura A、1997

B 教師自身が反省的実践家であること

表 1-1 の 8 つの能力を、理論を踏まえて詳細にしたものを表 1-2 に示します。

表1-2 授業過程モデルを展開するために必要な教師の能力

a．学生の学習への信頼	学生の学ぶ力に対する信頼
b．学習的雰囲気を提供する力	ケアリングの意識 教師自身のプロフェッショナルとしてのモデリング
c．学生理解	見る力 聴く力 話す力 ┐ 質問する力 ├ 対話する力 発問する力 ┘ アセスメント力
d．患者理解	臨床の知識
e．言語化能力（知識）	論理的思考 説明する力
f．状況把握能力	メタ認知
g．臨床教育判断能力	学生のレディネスの見極め 続ける・引き下がる勇気
h．教育技法	種々の教育ツールの活用 積極的ティーチング コーチング 自己効力理論の活用 ケアリング力

経験型実習教育を行なうためには、このような能力が必要となります。さらに、大前提として**教師自身が反省的実践家**でなければなりません。

❖ ❖ ❖ ❖ ❖ ❖

反省的実践家とは、ショーン(Schön D)が提唱した概念で、「行為のなかの省察」を中心概念とする専門家像です。看護教師は、反省的実践家の看護教師として、常に実習教育場面での学生との関わりをリフレクションして、学生が反省的実践家の看護師として成長していけるように支援し続けることが求められています。

経験型実習教育の流れと実習指導で追求すること

A 学生の直接的経験の把握

次に、経験型実習教育における授業過程について説明します。

経験型実習教育を進めていくためには、学生が実習の場で何に悩んでいるのか、困っているのかを知ることが重要になります。つまり、**学生の直接的経験を知ることがスタート**になります。そのための最初の仕掛けとして、オリエンテーションの時点で、学生にしっかりと実習における学生と教師の役割を説明しておく必要があります。実習が授業として成立するためには、教師側の努力だけでなく、学生側の努力も必要になるのです。

> **（1）オリエンテーションで実習の目的・目標を確認し、授業として成立するために相互に努力が必要である旨を説明し、了解を得る（契約）**

オリエンテーションにおいて、その実習の目的・目標を学生に説明し、実習で学生に求めている課題を明確に学生に呈示すること、評価の方法についても説明します。また学生には個人的な自分の課題を話してもらい、その領域共通の課題だけでなく、個人課題に関しても達成できるように、教師として努力する旨を伝えます。

学生の個人課題としては、例えば、コミュニケーションが苦手で緊張するので、コミュニケーション能力を高めたい、主観的データに振り回されてしまい、客観的データを統合して判断するのが苦手なので、アセスメント能力を伸ばしたい、不器用で手際が悪いといつも指摘されるので自信をもってできる看護技術を身につけたい、などさまざまです。また最初の時点で、学生の好む「**指導のされ方**」を伝えてもらうことも、実習での教授＝学習過程がうまく進むことに役立ちます。

学生によっては、自分はスロースターターだけど、自分で頑張りたいので、できるだけあまり指示しないで見守ってほしい、自信がなくてつい尻込みしてしまう性格なので、先生には背中を押すような関わりをしてほしい、自分は一生懸命になると周りが見えなくなる傾向があるので、気がついたときにはきちんと指摘してほしい、自分は打たれ強いので、気がついたことはどんどん厳しく指導してほしい、などさまざまなことを言ってくれます。

オリエンテーションの段階では、教師と学生が出合い、これから始まる実習と

いう授業のなかでの関係を築く最初の場面であり、お互いによい意味で「かまえ」をつくる機会でもあります。

> **（2）学生の「今、困っていること、気になっていること」をよく聴き、受け止める（傾聴、共感）**

　経験型実習教育では、学生の直接的経験を尊重します。そのなかでも、学生が困ったり気になったりしていることは何かを知ることが重要となります。学生は強圧的な指導者の前では、自由に話ができないものです。そのため、教師は学習的雰囲気を心がけ、学生の話をよく聴き、そして共感的に応答する必要があります。こうした態度は、エンパワメント教育の中心的な態度と考えられています。

　教師は学生の患者に対する言動が気になったら、すぐにだめ出しをして指導してしまいがちですが、まずはじっくりと腰を据えて、**学生なりの言い分を聴くことに徹する**ことが大切です。学生が自分勝手な理由で不適切な発言をしていても、まずは学生なりの理由をしっかり聴く覚悟が必要です。この段階で教師が学生の話や言い分を十分に聴かないで、決めつけた対応をすると、学生はその後、教師に対して心を開き、困ったことを相談するという学習活動をしなくなる可能性があります。

　教師としての経験が未熟な段階だと、いろいろと教えたくなってしまい、学生のレディネスとは関係なく、一生懸命に教え込んでしまうという場面がよくあります。学生にとっては、教えてもらって楽だったり助かったと思うこともあるでしょうし、自分で考えたいのに先生がどんどん教えてくれるのがうるさいと感じることもあるでしょう。いずれにしても、教師がこの段階で話しすぎることは、学生が自分の直接的経験を振り返って表出するという行為を中断してしまうことにつながる可能性が高いのです。学生指導の場面で、どの段階であっても教師が自分だけが話しているなと感じたら、「私はそう感じたけど、あなたはどう思うの？」と学生に語らせるオープンリードに切り替えていく勇気をもつことが重要です。

B 直接的経験の明確化

> **（3）自己表出の少ない学生の場合には、学生の困っていること、気になっていることを学生の反応や他学生および患者の反応から推測し、確認していく（推測、明確化、確認）**

学生が沈黙すると、教師は自分の考えたストーリーに沿って、すぐに指導をしてしまいがちですが、沈黙のなかで学生がさまざまに思いを巡らしたり、自分なりにリフレクションして、ためらっているときに、教師が新たな質問や指導をすると、学生は混乱したり、否定された気持ちになる可能性があります。少なくとも思考はストップしてしまいます。表現能力の乏しい学生の場合には、適切な言葉で説明ができないもどかしさを感じている場合もあります。そうしたときには、教師は推測力をはたらかせて、学生の直接的経験を明確にするための発問をしていくことになります。

　このときに重要なのは、**推測はあくまで推測**なので、教師による**決めつけをしない**ことです。自己表出の少ない学生と対話していくなかで、沈黙のなかでの学生の思いや思考に思いを巡らせて、焦らないで話を聴くことができ、そこで思いもかけない学生の思いや考えに触れる経験を一度でもすると、教師にとってはそれが成功体験となり、次からは少しゆとりをもって学生に対応することができるようになります。

C 学習可能内容を考える

(4) 問題を確認するとともに、学生の「強み」を見つける

　教師は、学生が気になったり困ったりしている問題を明確にし、その解決を一緒にしたいと願っていますが、そのときに学生の「強み」を見つけて、言葉できちんと伝えることは、学生との信頼関係の形成に重要な役割を果たします。

　学生は自分なりに頑張っているところをしっかりと見てくれている教師に対して、心を開きやすくなります。心を開いてくれることで、学生は否定的な感情などについても話してくれやすくなります。

(5) 学生が今の状況をどのようにとらえているのか、どのような行動をしたら状態が改善すると思っているのかを聞く（結果予期の把握）

　教師から見るととても気になっていても、学生が何に困っているのかが見えない、あるいはやる気がないようにしか見えないときには、まずは学生が今の状況をどのようにとらえているのかを確認することです。これは自己効力理論で言うところの、「**状況-結果予期**」*の確認です。少なくとも教師としては、今のままだと学生によい評価をできないと感じている場合に、学生自身はどう感じているのかという確認です。今の状況がよくないので改善したいと思っていても、何をしてよいかがわからないために適切な行動がとれていないこともあります。それ

---

*
状況-結果予期：現在の状況における有害性に関する予測。例）患者さんの主観的情報（O情報）だけに依拠してアセスメントする状況のままだと、教師からの評価は低いだろうという予測
行動-結果予期：行動を変えたら、身体、社会、自己評価はどうなるだろうかという予測。例）患者さんをアセスメントするために患者さんの主観的情報（O情報）だけでなく客観的情報（S情報）を合わせて解釈できるようになれば、教師からの評価が高まるだろうという予測。
参考：安酸史子：糖尿病患者のセルフマネジメント教育エンパワメントと自己効力改訂2版, p107, メディカ出版, 2010

は自己効力理論で言えば、「行動-結果予期」*の把握ということになります。

　また、学生がどのようなことをすればよいかまでわかっていても、それを実際に行動に移す自信がない場合もあります。自己効力理論で言えば、効力予期が低い場合ということになります。学生がどの段階にいるのかを把握したうえで、その状況に合った関わりをしていく必要があるのです。

（6）学生が今の状況を続けるとどういう状況になるか、現実的な認識を高める

　今の状況のままで問題だと感じていない学生も、ときにはいます。「先輩から『実習は休まないで出席さえして適当にこなしてさえいれば、落とされることはないから大丈夫』と言われていたので、大丈夫なんでしょう？」とまじめに聞いてきた学生もいました。その場合には、今の状態のままではよくないと教師が思っているのであれば、そのことをきちんと伝える必要があります。

　そもそも実習教育という貴重な学びの機会を適当にこなして過ごすことは、とてももったいないと思うと、筆者は学生に伝えるようにしています。

　学生に思い込みがある場合には、**違う視点を示して学生の思い込みを論破する**こともときには必要になります。

（7）学習可能内容を絞り込む（教材化）

　学生の困りごとや悩みごとを糸口にしながら、学生と対話を進めていくなかで、**学習可能内容**がいくつか見えてきます。

　それなりに調べてきて知識はあるけれど、「一般論ではなくその患者さんに対して何が優先事項なのかがわからなくて悩んでいるんだな」とか、やるべきことまで自分なりにわかっているけど、「実際にケアを行なう自信がなくて困っているんだな」とか、やるべきことがたくさん見えてきたけど、「どこから手を付けていいのかがわからない状態でパニックになっているんだな」とか、「多重課題に押しつぶされそうになっているんだな」とか、さまざまです。教師としては余裕をもって、学生のレディネスを見極めながら、欲張らずに学習可能内容を絞り込んで、教材化して、学生が自分で問題を解決していけるように支援していきます。

　この段階で教師が焦ってたくさんのことを教え込もうとしすぎると、学生は教師からのはたらきかけを受け止めきれずに**バーンアウト**してしまうことがあります。筆者の経験から得た感覚としては、学生の成長は0から1に進むのはとても時間がかかりますが、5から6、7と進むのは速いようにとらえています。

考え方のコツが一度つかめたり、受け持ち患者さんからちょっとしたことで感謝されたりする成功体験をすると、学生は驚くほど成長することがあります。

グループダイナミックス*がうまくはたらくグループだと、カンファレンスの機会を上手に使って、お互いに切磋琢磨して伸びていくこともあります。

教師としては、学生個々の特徴を見ながら、教えすぎないで、学びの場を提供し、学生が自分で学びとっていった気持ちがもてるように支援できるとよいと考えています。学生のほうから建設的な質問をたくさんしてくるようになったりするとしめたものです。

> *
> 集団力学。社会心理学者のレヴィン (Levin K) が提唱

D 関わりの方向性を考える

(8) 学生の行動-結果予期を高める

どのように行動を変えたらよい結果をもたらすかがわからない、つまり**行動-結果予期がわからない学生**に対しては、具体的にどのような行動をすることが状況改善につながるか——実際は患者への看護計画だったりしますが——、を学生にわかるように教える必要があります。ここは、学生の結果予期を高めるアプローチということになります。学生が自分の「課題行動」に対する認知をしっかりともっているかを確認したあとに、正確な知識や技術を提供することで学生の課題行動に対する自覚を高めるのです。

(9) 教師としての手持ちの札を多くもつ

何でも教師に教えてもらうことを期待している学生は、すぐに教えてくれる先生を引き合いに出してもっと教えてほしいと要求してくることがあります。教師としては、その学生にとってすぐに教えたほうがよいのか、ヒントを出すだけのほうがよいのか、あるいはあえて学生が困る状況まで待つほうがよいのかなどを判断する必要があります。

学生のレディネスに合った対応がいつもできるわけではないとしても、教師としてはティーチングチップス (Teaching tips) と言えるような**手持ちの札を多く**もって、目の前の学生に合った関わりをしていくことが求められます。ティーチングチップスとは、「教授法に関する秘訣」とか「ヒント」というような意味です。

禅語に「啐啄同時」(そったくどうじ) という言葉があります。卵の中の雛鳥が殻を破ってまさに生まれ出ようとするとき、卵の殻を内側から雛がコツコツとつつくことを「啐」といい、ちょうどそのとき、親鳥が外から殻をコツコツとつつくのを「啄」といいます。雛鳥が内側からつつく「啐」と、親鳥が外側からつつく「啄」と

によって殻が破れて中から雛鳥が出てくるのです。両方が一致して雛が生まれる「機を得て両者相応じる得難い好機」のことを指す言葉です。親鳥の啄が一瞬でも誤ると、中の雛鳥の命があぶない、早くてもいけない、遅くてもいけない、まことに大事な、それだけに危険な一瞬であり、啐啄は同時でなくてはなりません。

　教師は「啐啄同時」の支援ができる力量をつけるために、経験を積んでいくのだと考えています。学生が困ったり気になったことがあったときが、まさに「啐」なのだと思います。タイミングよく「啄」ができる教師でありたいです。

E　経験の意味づけの援助

（10）学生の自己効力を高める4つの情報源を駆使する

　学生の自己効力感が低い場合には、自己効力を上げるような関わりをしていく必要があります。具体的には理論の節で述べたように、小さくてもよいので学生が成功体験をもてるように関わります。またモデルを示したり、言葉による励ましをしたり、**リフレイミング**＊をするなどによって、自己効力感を上げるように関わります。

　学生の「やる気」を、実際に「やれそうな気持ち」にまで高めるアプローチです。

＊
reframing。出来事・物事の枠組み（フレーム）を変えてとらえること

経験型実習教育の展開に不可欠な質問と発問

　実習教育の場では、学生の直接的経験を反省的経験に深化させていくプロセスで、学生に質問したり発問したりすることになります。

　質問は、学生がわからないところを教師に聞く問いで、正答があるものです。教科書を見れば学生どうしでも答えられるものです。

　発問は、学生の思考や認識過程を経た答えの表出を促すことで、必ずしも正解があるものではありません。教育目標という**教師としてのねらい**がなければ、効果的な発問はできません。

　実習の場では、患者さんの看護を考えていくときに最低限必要な知識があるかどうかに関しては、質問で確認することはあるでしょう。しかしそこでの学びの焦点は、教科書を見ればわかる知識を覚えることではありません。必要な知識を道具として使って、目の前の患者さんの看護を一生懸命悩みながら考えて実践して、臨床の知を学びとっていくことに焦点を当てるべきだと考えています。知識が不十分であれば、質問攻めにするのではなく、その患者さんに必要な知識をわかりやすく説明すればよいと思っています。具体的には関連図などを書いてもらうと、知識不足は一目瞭然でわかります。

　教師は効果的な発問によって学生が自分の経験を振り返り、患者さんへの看護を自らの頭で考えていくようにしむけているのです。

　図1-2に質問と発問のフローチャートを示しました。

　発問していく際のポイントについては、経験型実習教育に導くための3要素として、筆者は「オープンリード」「リフレクション」「'I'メッセージ」を考えています。

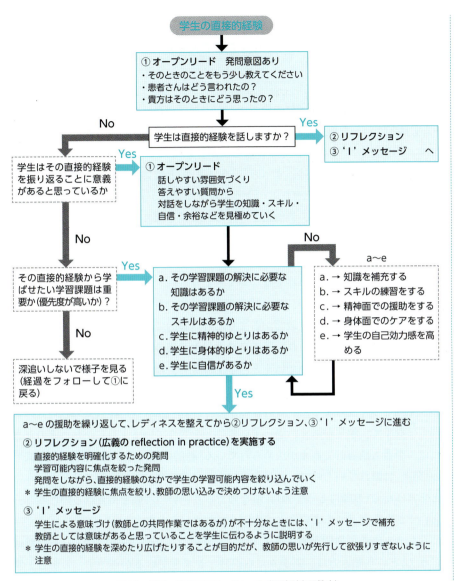

図1-2　質問・発問のフローチャート（経験型実習教育）

A　正解を強くもちすぎないこと

　基本的に、教育目標がなければ、効果的な発問はできないと述べましたが、教育目標を設定さえすればよい、というわけではありません。

　教師の頭のなかに明確に、こうでなくては、という強い正解がある場合は、言い方としては思考を誘う発問の形であっても、学生の思考は広がったり、深まったり、耕されたり、疑問をもったりしません。

　もちろん「看護はこういうもので、こう考えてほしい」という方向性は、教師にあってしかるべきですし、そもそもそれがないと教育ができませんが、その方向

性に凝り固まってしまうと、学生は教師が何を考えているかを探って、「この先生は自分に何を言わせたいのだろう」ということばかり考えるようになってしまう可能性があります。

　ある演習で、過換気症候群の患者さんが過換気になったと想定して、教師から「まずはどういった声かけがいいと思いますか」という発問がなされたときのことです。学生たちからは、「どうされましたか」「大丈夫ですか」と、いろいろな答えが出ました。けれど教師は、ずっと「違う」「違う」と言い続けます。そうすると、その授業中に、学生は「患者にどのように声をかけるか」をイメージするのではなく、「何が正解だろう」と、教師にとっての"正解"を探る頭になっていきました。結局、教師の言う正解は、「こういう発作は初めてですか」でした。しかし、最初に言葉をかける際に、「大丈夫ですか」「どうされましたか」といった声かけが、看護としてまちがいというわけではないでしょう。「こういう発作は初めてですか」と尋ねる必要はありますが、その質問が必ず最初でなくてはいけない理由はないと思います。この場合は、教師があまりにも誘導的で、教師の考える**正解が強すぎた**と言えるでしょう。これは筆者自身の学生時代の経験です。

　このような関わりが続いていくと、学生自身も、自由に考えることができなくなっていきます。筆者はこの後で実習に行った際、「安酸さんはどう思うの？」という発問を多く受けました。これは確かに、「何かを調べれば回答がある」式の質問ではなくて、学生が考え、思っていることを問うています。しかし、そのときには、筆者も誘導的で答えが決められている「教師の考える正解が強すぎる」式での「発問」に慣れていたので、意見を尋ねられても、今のこの状況ではどういうことを言ったら（教師にとっての）正解なのだろう、いい評価を得られるのだろう、ということを考えてしまい、とても困ってしまいました。

　もちろん、この発問があまり上手ではなかった可能性はあります。「あなたはどう？」という聞き方は、あまりにも漠然としすぎているからです。しかし、学生自身の態度として、教師の考えを探るようになってしまっていては、教える側が学生に考えてもらうつもりでどのように発問しても、学生はとても困惑してしまいます。

　ですから、**発問は態度の醸成が大きな問題であって、ハウツーでは語れない**と思います。もし、学生が教師の考えを一生懸命探っているような状況だと察知したときには、学生が思考を解き放てるように、考える土壌を耕すことをまず考えなければいけません。

　筆者の場合は、その後いつ吹っ切れたかの時期は忘れました*が、「あなたは？」と聞かれているのだから、「先生、私はこう思います」と言えばよいのだと思えたら気持ちがとても楽になりました。そうすると筆者の考えに対して教師が反応して、そこからはもう**対話**になります。こうした関係になって、困った状況に対して、ここはどう考えればいいのか、教師と学生が**一緒に探っていくプロセ**

＊
筆者自身、臨床勤務を経て大学に入り直した当時、「あなたはどう考えるの？」と聞かれると、その先生が自分に何を求めて（期待して）いるのかばかりを考えてしまい、自縄自縛でとても不自由だった。指導教授との対話が長引くと、先約があっても中座も切り出せず困ったという余談が学内でまわりまわってその教授に伝わってしまい、「そういうときは学生からでもちゃんと言うべきだ」と怒っていたと聞いてはさらに落ち込んだりしていた。その後進んだ修士課程で、自らの意見をもつことに価値を置き、学生が気を遣いすぎることを嫌がる指導教授との出会いもあり、変わっていった。こうした小さな失敗体験の積み重ねのなかで、勇気をもって自分の考えを伝えることができるようになったのだと思う。人生経験そのものによるかもしれない

スに入ることができます。こうしたプロセスを形成できるかどうかが、教師の力だと思っています。

ただ、この関わり方も容易ではなく、一緒に考えているように見えても、結局、教える側が誘導して、学生に正解を言わせる状態になりがちです。そうなると、やはり学生は自分で考えるのではなくて、教える先生の頭の中を一生懸命探って話すようになってしまいます。

教える側も、自らが「ここにもっていきたい」というゴールを学生が言ってくれるので、「いい発問をして、いい答えを導き出せた」と**錯覚**するのですが、こうした関わりでは、学生自身が自分の経験したことを意味づけして、解釈して、次につなげていく、本当の意味での学習にはなりません。

B オープンリードで学生を誘う

教育学の立場から「発問」を解説した文献を整理すると、例えば文章読解について、「なぜこの人はここでこう言ったのだろう?」と発問するときには、「こういう前段があって、こういうふうに言っているからこうだ」という、ある程度の論理的な解釈がある正解を教師がもっていることが必要であり、ただ漠然と発問しても、全く意味がないとするものが散見されました[*]。たしかに国語科の教材であれば、判断のもととなる文章は実際に書かれているわけですから、このように正解を措定することが可能でしょう。

ところが、看護実践、また看護実践を学ぶ看護実習では、何が正解かどうか、状況の文脈によって変化することが非常に多いものです。だから答えに広がりもあるし、**判断のもとである文脈**を、教師もまず理解しなければいけません。学生が患者との関わりのなかで経験してきた直接的経験が、教師による発問とそれに続く教師との対話によって教材化されることで、学生自身で意味づけすることができ、「反省的経験」になっていくわけです。それが経験型実習教育の理論です。

その際に、冒頭の例のように教師がリードしすぎることは学生の自由な学びの障害になります。一方で学生の気持ちに添って話を聴くという非指示的アプローチだけでも限界があります。

オープンリードとは「答を限定せず、自由に話すなかで答えが導かれていく」という方法です。学生に対して開かれた質問をすることで、学生の直接的経験をまずは語ってもらうための導入になります。自由に語ってもらう対話で学生の直接的経験を明確にしていくのですが、教師としては**「看護であるもの」**に向かっていくので、具体的な正解ではないにしてもリードしていく方向性は確実にあるのです。筆者はヒューマン・ケアリング（☞p.5参照）を常に意識しています。

[*] 関連資料の収集・分析にあたっては、山崎久美子氏（防衛医科大学校）に多大な尽力と示唆をいただいた。なおオープンリードについては稿を改めてまとめる予定である

C 行為のなかのリフレクションを導く教師の関わり

　ショーンが強調している「行為のなかの省察」(reflection in practice)は、本人による状況のなかでのリフレクションという狭義の意味だけでなく、教える人が学生の行為のなかでのリフレクションを促す――あくまでも in practice の状況を想起しつつ、学生がその状況のなかでどう思ったか、どう考えたか振り返ることができるように関わること――という広義の意味まで含まれます。

　教師は学生がそのときにどうしたか、どう考えたかを質問や発問によって確認していきます。学生は、教師からの問いかけから、実践のなかでの自らの経験を意味づけをして、思考を広げ、深める力をつけていくわけです。

　そのためには、教師は学生が経験した状況をしっかりイメージできなければいけませんし、さらに、学生が見えていないところまで想定する必要があります。学生は、患者さんからの情報は得ていても、意味づけができていなくて、ただ情報だけは知っているということもありますから、そこを教師は自らの経験知をひもときながら、現場の状況を類推していくわけです。

　例えば、学生から「指導者が冷たい」という苦情があったら、「病棟の勤務体制が若い人ばかりで、看護師さんたちも余裕がなかったのかな」と想像したり、「患者さんがイライラしていた」という報告からは、「病気のせいで復職できないと伝えられたことが原因かな」、などと、**状況をイメージできる力**が教師には欠かせません。それが完璧な正解である必要はありませんが、学生が経験した状況を豊かに想定することが重要です。

　こうしたことを物語るエピソードとして、ある研修会での、ある教師からの質問を例に挙げましょう。その質問・悩みは、「実習中に学生がたいへん不適切な行動をしたので、学生にはそのことを想起させて、不適切であることに気づくように関わった。具体的にはプロセスレコードを書かせ、面接を繰り返したにもかかわらず、学生は全く気づいてくれない。どうしたらよいのでしょうか?」という比較的漠然としたものでした。

　問題としている状況をもう少し詳しく尋ねると、「(入院)患者さんが水を飲もうとするのを、学生が強引に手をつかんで止めた」とのこと。その教師の解釈では、患者さんの欲求――マズロー(Maslow A)がいう生理的な欲求、つまり一番ベーシックな欲求――を学生が強引に遮ったので、それを不適切だとみなしたのです。その教師の方は、自身の解釈の正しさに全く疑問はないようでした。筆者は、なんだか引っかかるなと思ったので、「実習は何科で、患者さんの疾患名は何ですか?」とさらに尋ねると、精神科で水中毒だというご返事でした。その教師の専門は精神科ではなく、水中毒の患者さんを実際に見たことがなかったそうです。また実習でも、そのときはほかをラウンドしていて現場には不在であったか、実習指導者にお任せして、**学生の記録からだけで指導**していたかのどちらか

だったようです。

　水中毒の患者さんは、1日に何リットルも水を飲み、トイレの水さえ飲んでしまい、電解質が異常になって亡くなることもありえるし、1日に体重が10 kg増えることまであります。そうした実際のイメージがまず教師側になかったのです。一方で、学生は実習先の直接的な経験として、患者さんが水を飲みすぎないための看護師の行動を目撃しているでしょうし、その文脈のなかで、学生もあわてて患者さんを止めているはずです。もちろん、「手を引いて強引に止める」ことが最善だったかどうかは議論がありますが、少なくとも水中毒の患者さんの状態がどういうものだったか、学生と共有したうえで、学生の行為について話しあう必要があります。

　以上は極端な例ですが、学生が何を見ていたか、聴いていたか、どう解釈し判断したかを具体的に聴いていかなければ、学生の経験した状況がつかめません。その状況がわかって初めて、教師が教えたいと思っていることと、学生の行動、思考とのズレが見えてきます。そこで「今の話を聴いていると、こんなふうに思うよ、こうしてみたらどうかな」と対話をしていくと、学生も「自分はそんなふうに思わなかった」とか、「そういうことはしなかった」という感想を抱きます。そのうえで、改めて患者さんと関わり、うまくいったりすることで、この事象に関してはこうすればよかった、という経験知にもなっていきます。

　つまり、学生の行為のなかのリフレクションを促進するためには、教師は学生の直接的経験を理解することが重要で、その理解において、教師には発問力が求められるということです。

　上の例での教師の問題点は、「患者の生理的欲求を強引に止めてはいけない、それは当たり前のことだ」と、自身のなかで**解釈が閉じている**ことです。専門職としての本来に立ち返れば、自分が精神科の専門ではないことを考慮に入れて、「臨床の看護師さんはどうしているの？」「その患者さんは水を飲む行動をどれくらいするの？」といった背景となる情報収集のための問いを投げかけていくべきでした。

　長く教師をしていると、どうしても、臨床の第一線で起こっていることに疎くなりますから、現場と情報交換をして知識をアップデートすることは欠かせませんし、実際に現場の人に教育に関わってもらうことも必要でしょう。専門看護師（CNS）*や認定看護師（CN）も増えていますし、そうした人たちを上手に活用することで、学生の経験の意味づけがうまくいくことも多いです。

　また、何よりも、**教師は自分がわからないことに敏感である必要がある**と思います。学生の経験した状況がわからなければ、さらに学生に聞く。学生でらちがあかなければ、実習現場で看護師さんに直接聴いたり相談するという姿勢が大切です。「今、学生が困っていることを一緒に考えていて、ちょっと現場のイメージが湧かないのですが、実際どんな感じでしょうか？」というようにして、現場

*
Certified Nurse Specialist。日本看護協会が日本看護系大学協議会と連携し運営・認定する資格。Certified Nurse（CN）よりさらなるスペシャリストという位置付け

の状況を確認することで、学生の経験した状況を理解でき、指導に戻ることができるのです。教師サイドから、状況がわからないので教えてほしいと丁寧に頼まれることを、臨床現場サイドが嫌がることは少ないでしょう。日頃から、質問しやすい関係性を構築しておくことが大切です。

D　'I' メッセージは最後に語る

そして、対話をしていくなかで、最後に'I'メッセージで伝える姿勢が重要だと考えます。'I'メッセージとは、「私はこう考える」という自らを主語にした、意見の伝え方です。教える側は、教えたいことがたくさんあるので、つい学生の状況に関係なく自分の考えを述べてしまいがちですが、まずオープンリード、リフレクションで学生の直接的経験を共有し、学生のどこがズレているのか、間違った解釈なのか、見えていないことがあるのかを明らかにしたうえで、「今の話を聞いていて、私ならこう思うよ」と、教師の意見を伝えることで、学生は自分の直接的経験の意味づけをさらに発展させていくことができます。教師が「私なら」と話すことで、学生の思考・想像が刺激され、さらなる対話も生まれると考えています。

つまり、質問や発問のベースは、まず見る、聴くことです。状況の説明が上手な学生ばかりではありませんし、隠そうとする学生だっています。だから、学生が少し話した内容だけで判断して、教師がすぐに自分の考えを述べてしまうと、学生の経験した状況と、教師が想定している状況にズレが生じる場合があります。そうなると、学生は教師の説明が**腑に落ちていない表情**をします。もちろん、教師の解釈がズレてしまう可能性は常にありますから、腑に落ちていない表情を見逃さないことが大切です。そのことに気づいたら、「あなたの話は、私にはこのように聴こえたんだけど、違っていた？」と、自分の解釈も伝えつつ、問い直してみましょう。すると「先生、それはこうなんです」と前に言っていないことや、教師の想定と異なることを言ってくることもあります。そして状況を整理して、また一緒に考えていくわけです。焦ってはいけませんし、お互いの解釈がズレている可能性を常に考慮しておくことです*。

＊
図1-2（☞p.17）を振り返りましょう

E　教師が学生を理解するということ

ここまで述べたような関わりを実現するには、学生が「自分の経験を語ろう、話してもいいな」、と思える教師である必要があります。それには**教師のキャリアが邪魔**になるときがあります。

筆者自身の場合、助手になって最初の頃はそう苦労することなく、気軽に学生からあれこれお喋りしてくれました。ところが、年齢や職位が上がると、どうしても学生は構えますから、できる限り教師側が学生の気持ちに添って近づく

ことが大切です。いざという場面に備えて、学生からは「たまたま隣に気さくな先生がいたので…」という印象で話してもらえるよう、ふだんから口調もきつくならないよう意識しています。それでも学生は立場を意識して緊張するものではありますが、学生が話しやすいように、という努力を続けています。このことを「環境を整える」と表現しています。「環境としての看護師*」という表現をワトソン(Watson J)が唱えるように、学生が学ぼうとするときの人的環境は、実習指導者、教師が醸し出すものです。われわれ教師は、自らが人的環境として、学生の学びのうえできちんとしているかどうかを常に考えなければいけません。

　講義や演習など、教師と関わるなかで腑に落ちない怒られ方をして、教師を脅威ととらえる経験を積んでしまい、程度はさまざまながらトラウマを抱える学生もまた多いのです。そうなってしまうと、なかなか心を開きません。学生でいる間、国家試験合格から看護師免許取得までの過程をとにかく無難に過ごすようになってしまいます。しかし、学生には貪欲に、教師を学習環境として活用してほしいと願っています。

　学生にそのように教師を活用してもらうためには、教師側が、学生それぞれの学習状況をしっかり把握しておく必要があります。ただし、親しくなりすぎて、調べればすぐわかることをGoogle検索(筆者の学生時代なら「便利帳」)のように教師にすぐ質問する学生、その調べ方すらわからない学生、調べ方を説明すると馬鹿にされたように感じる学生など、本当にさまざまです。

　教師が学生の話を聴くときに忘れてはいけないのが、学生は、**実習で初めて耳にする言葉**が多くあることです。耳から入っているから、言葉自体を間違って聞いている可能性もありますし、初めて聞く言葉だと、学生は自分がわかっていなくてもそのことをあまり気に留めません。とりあえずわからないところは抜かして、全体の文脈を大雑把に把握する傾向があります。書いているものや申し送りの場面でもそうです。いわゆる**「わかったつもり」**という状態です。学生本人にわかったかどうか聞いても「わかった」と答えるので、学生がわかっているかわかっていないかは、判断がとても難しいのです。わかったような雰囲気でうなずいている様子を見せていても、少し具体的な解釈を示すと、「そんな話でしたっけ」という返事をすることはよくあります。筆者の教師歴での体感として、学生は50〜80％程度の内容が理解できれば、「わかったつもり」になります。それが、「ここがちょっとわかりません」と反問できるようになると、90％以上の理解、つまり、専門職として現場に進めるステップに差しかかっていると考えています。そこまで理解できているからこそ質問ができるようになる。どこを聴けばわかるか、**「わからないこと」がわかる**ようになってくるのだと思います。

　また、情報量が多いものから何かを判断する場合、学生は必要以上に細部にこだわってしまうこともあります。例えば私たちが検査データを見る際、その疾病の病状を解釈するためにはどのデータに絞ってマーカーとして見ればよいかを

---

*
内的な環境要因に関連しているものには、個人のもつ心的、スピリチュアル(霊的)、社会文化的な信念などが含まれ、外的な環境要因に関連しているものは、疫学的、物理的、社会的な環境要因に加えて、快適でプライバシーが保たれ、安全で、清潔で、美的な環境要因が含まれる。ワトソンはこのような環境を提供することで、情緒を安定させ、自己価値を高め、他者への関わりを促し、人生に対する満足感を高められると考えている。そうしたヒーリング環境をつくりだすものとして「環境としての看護師」を考える必要性を述べている。参考：黒田裕子：やさしく学ぶ看護理論, p400, 日総研, 2004

知っているので、検査値などの指標を1つずつ正常か異常かに分けて全部見ていくのではなくて、ざっと見るだけで(と学生には映る)、その患者さんの病状の概要をつかむことができるでしょう。しかし、学生にはそういったピンポイントでの解釈力がないため、1つでも基準値から外れた項目があると、「異常」と判断してしまいます。経時的に見た場合、一瞬引っかかったとしても、すぐ基準値に戻っていけば、問題視しなくてもよいですし、少なくとも経過観察をすることでよいでしょう。学生にはそのときどきで判断するための必要な情報がまだ見えないのです。

　だからこそ、教師サイドからの発問で、学生が解釈できていないな、ということを推測して、そこに問いかけてあげなければなりません。

　学生は自分でわかっていないことがわからないのですから、何がわかればわかるのか、というリフレクションに導いていくのです。

❖ ❖ ❖ ❖ ❖ ❖

　繰り返しますが、学生の理解度は、学生が発するそれぞれの「質問」に着目するとわかります。単発で「これは何ですか、これは何ですか」という質問をしているうちは、前後の文脈がつかめておらず、何がわかっていないかを理解できていない場合が多いです。そこから、判断する根拠を示しつつ、「なんで前回の患者さんと今回の患者さんは違うんでしょう」や「教科書にこう書いていたんですが、同じ状況なのになぜこの患者さんのデータが違うのでしょうか」といった具体的な質問ができるようになると、学生の理解が進んできている証拠です。

　そしてこれは、学生の思考を促すための、教師からの発問にも言えることです。単純に「これは？」「ここを調べなさい」といった問いかけだと、学生の経験的な理解に結びつけることができません。学生の経験したこと、学んだこととつながっていく発問をすることで、学生の思考が促されるのです。

　ですから何よりも、**教師が学生のことを理解したいと思うこと**が、経験型実習教育の第一歩ということになります。

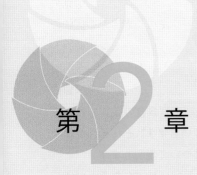

第2章

経験型実習教育の導入ワーク

1 ワークの進め方と用語解説

　第2章から第4章までは実際の事例を用いて、経験型実習教育の展開においてポイントとなることや具体的な流れについて学習していきます。それぞれの章における学習のねらいとワークの進め方、用語の意味について説明します。

　まず本章では、経験型実習教育を実施するうえで、最初にしっかり考えてほしいポイントに要点をしぼり、その項目別の導入ワークを設定しました。この導入ワークでは、「学生の強みと課題を見つける」「学生の直接的経験（学生が経験したこととその思い）を推測する」「学生の学習可能内容を考える」の順番で掲載されており、第3章、第4章でそれぞれ示す経験型実習教育で理解する事例構成・展開とは違う流れになっていることにご留意ください。

A　各章でのワーク構成と流れ

　この第2章で最初に、「**学生の強みと課題を見つける**」をワーク項目とするのは、学生の課題ばかりに目を向けずに、まずは学生の強みを見つけることが、経験型実習教育において非常に重要なポイントであるからです。いくら経験型実習教育の展開方法を学んでも、学生の課題ばかりを見てしまえば、その課題をとにかく解決しようとするような指示的な指導になりがちです。経験型実習教育を実践していくためには、教師は学生のありのままを受け入れ、学生すらも気づいていないような学生の強みを見つけ認めていく姿勢をもつことが、前提として必要なのです。

　次の「**学生の直接的経験（学生が経験したこととその思い）を推測する**」は、第3章と第4章で記載されている「学生の直接的経験（学生が経験したこととその思い）」を読者自らで埋めることができるようになるための前段階のワーク項目です。ここは、第3章、第4章では、経験型実習教育を展開していくために、**すでに学生から聴取したこととして記載済みの項目**ですが、実際は、この部分も発問を繰り返しながら学生から聴き取って補完していかねばならないことです。どのように学生から経験を聴いていくかは第1章で詳しく記述していますが、学生がうまく話せないときは、教師は推察力をはたらかせて、学生の直接的経験を明確にしていくことが求められます。このワークは、学生の経験と思いをどのように推測していくかを学ぶワークとなっています。

　最後の「**学生の学習可能内容を考える**」は、この経験から学生はどのようなこと

が学べるのかを考えていくワークとなります。実習での経験からは非常に多くのことを学ぶことができますが、教師の視野が狭く、学生の学習可能内容をあまり思い浮かべることができなければ、教師の支援に偏りが出てくる可能性があるでしょう。また、経験型実習教育はあくまで臨地実習における教育方法であり、**実習目標の達成**と経験型実習教育とをうまく融合させるために、学生の思いや課題のみから学習可能内容を考えるのではなく、実習目標も踏まえたうえで幅広い学習可能内容を考えておく必要があります。

　第3章は、実際に指導するときによく遭遇する学生の状況を事例として示し、実習目標を踏まえて、実際にどのように教材化して、経験型実習教育をどう展開していくのかについての詳細なストーリーを提示しています。事例の最後には【展開のポイント】として、経験型実習教育の展開において意図していることやポイントを筆者たちが記載してあります。ストーリーのなかには教師と学生の発言だけでなく、【教師の意図】についても記述しており、事例を読みといていくことで、経験型実習教育の教材化の手順と経験型実習教育における教師の思考と具体的な声かけについて学ぶことができます。

　第4章も3章と同じく、実習教育においてよく遭遇する事例を挙げています。ただ、事例の教材化までは第3章と同じく記載済みですが、実際の経験型実習教育の展開部分である【教師の意図（この事例において、どのようなことを学生に学んでほしいか）】と【その後のシナリオ（学生にどのように発問し、関わっていくか）】については、読者の皆さん自身がワークとして書き込んでいただきたい構成になっています。また、シナリオを作成した後、自分自身の教育をリフレクションするために【シナリオの振り返り】として、振り返りのポイントと記入欄を設けています。

　経験型実習教育は学生に反省的実践家としての思考を身につけてもらうことを意図していますが、そのためには教師自身も反省的実践家でなければなりません。ワークだけでなく、実際の教育場面においても常にリフレクションしていくことが重要です。

　なお第1章から4章までサイドスペースが設けられていますが、第1章では主に注釈を、第2章以降は経験型実習教育を行なううえで教師の思考を拡げるためのポイントについて記載しています。このサイドスペースは、読者の皆さんが自らの気づきや考えをメモできるスペースとしても活用していただければと思います。

B 項目の説明

第2章から第4章事の事例でワークのための項目として挙げた内容を表2-1にまとめます。

表2-1 本書でワークのために整理する情報(記載)のまとめ

	見出し語	欄の説明
事例部分	患者(療養者)情報	学生が受け持った(病院)患者または(在宅)療養者の病名や背景、現在の状態について記載
	指導者情報*	学生の指導にあたった臨床実習指導者の背景や学生に対する接し方について記載
	学生情報	事例における学びの主体である学習者の背景や性格傾向、これまでの学習状況について記載
	実習目標	事例における実習の実習目標をすべて記載
	出来事	事例において経験型実習教育のワークや展開をしていく教材となる学生が経験した事件について記載
教材化部分	学生の直接的経験(学生が経験したこととその思い)	「出来事」において学習者が経験したことと、その出来事によって学習者が思ったことを、学習者から聴き取ったものとして記載
	現場で起きたことと患者/療養者/実習指導者の思い	「出来事」において実際に起こった事実と、そのときの患者/療養者/実習指導者の思いの推測を記載 学習者と教師の2者間だけでの出来事については、現場で起きたことのみを記載
	学生の強み	学習者の長所となる性格や認めることができる行動について記載
	学生の課題(個人の特性、学習上の課題)	学習者の性格由来と考えられる改善したほうがよいと思われる行動や考えを、学生の課題(個人の特性)と記載 看護についての知識や理解、演習があれば改善されると思われる行動を、学生の課題(学習上の課題)と記載
	学生の学習可能内容	「出来事」に関連することで、「実習目標」や「学生の課題」を勘案して、学習者が学ぶことができると考えられる事項について記載

*解説事例10で記載あり(☞p.97)

2 学生の強みと課題を見つけよう

　経験型実習教育は、学生が主に臨地実習現場での経験を振り返り、「反省的経験」として自らの経験を意味づけていく力をはぐくむことを支援する教授法です。

　教師は学生の話をよく聴くことにより、学生の経験の把握や明確化を行ない、学習可能内容を考え、関わりの方向性を考えてアプローチします。学生はそうした教師のはたらきかけを受け止めながら経験の意味を探求していきます。

　学生が脅威を感じずに自分の経験を表出するためには、学生の話に耳を傾け、聴こうとする教師の態度や雰囲気が重要です。そのため、教師は学生の「できていない」部分を見つけていくのではなく、まずはその学生の「**強み**」を見つけることが必要になってきます。

　例えば、実習には来ているものの、どうにもやる気が感じられなかったり、教師に反抗的であるように見えたりする学生であっても、「**看護を学びに実習に休まずに来ることができている**」**という強み**をもっていると言えます。もし、学生にやる気が感じられないように見えたとしても、それは**教師にそう見える**だけで、実際は何かを悩んでいるのかもしれませんし、体調が悪いだけなのかもしれません。

　学生はさまざまなことを考え思い体験しています。最初から、「やる気がない」と学生をとらえてしまうと、教師にも陰性感情が出てきてしまい、話を聴く雰囲気をなくして学生の思いを汲み取ることができなくなるかもしれません。

　まずは、**学生の強み**を見つけることが、経験型実習において重要なポイントであると言えるでしょう*。

　次のポイントは**学生の課題**についてです。学生には1人ひとり個性があります。また学習の進捗状況も1人ひとり異なっています。例えば、実習でどうにもうまく情報収集ができない学生がいたとします。その学生は、疾病の知識が足りなくて何を情報収集すればよいかわからないという「**学習上の課題**」があるのか、それとも極度のあがり症で、患者と十分なコミュニケーションがとれず情報収集できないという「**個人の特性**」としての課題があるのかを見極めなければ、学生に対する声かけも的外れなものになってしまうでしょう。また第1章で言及したように、学生の資質によっては経験型実習の展開が非常に難しいこともあります。学生の課題を見つけるということは、単純にできていないことを見つけるということではなく、学生の個人特性と学習上でのつまずきを、それぞれ見極めるということになります。

　具体的な事例で学ぶ前に、本章で導入ワークとして以上の流れを、スーパーバイザーのアドバイスに沿ってまず学んでいきましょう。

*教師は、まずは学生の強みから見るくせをつけるとよい

A 成人看護学慢性期実習での事例①からワークする

患者情報

七尾さん、56歳男性。心不全の治療目的で入院。心臓リハビリテーションと食事療法、飲水制限があり、受け持ち学生は主に退院に向けた指導のため関わっていた。

学生情報

一之瀬さん（3年生後期）、21歳男性。とてもまじめで几帳面な性格。正義感が強く、グループワークなどであまり貢献しない人がいると注意することがある。成績は上位に位置しているが、同級生からはまじめすぎるとやや敬遠されている*。

> * まじめなのは看護師として性格的な強みになる。ただ、長所と短所は裏返しの場合が多い

出来事

患者の食事は塩分制限食で、1日6gとなっていた。学生は患者から、「元々濃い味付けが好みで、外食も多く仕事の付き合いで飲酒もほぼ毎日行なっていた。病院のご飯は全然味がしないから食べる気にならないんだよね」と聞いていた。

学生は患者が食事制限をできるだけ無理なく実行できるようにと考え、味付けや調理方法の工夫を管理栄養士から教えてもらい、パンフレットの作成に取り組んでいた。

....

実習4日目に家族が見舞いに来ていたが、食事制限があるから食べ物は持って帰るよう看護師が注意していたのを見ていた学生は、家族の帰宅後、患者に食べ物を持ち帰ってもらったか確認した。患者は「当然だよ。何も置いていってないよ」と答えた。

....

翌日、学生は環境整備をしていたときに床頭台の引き出しと冷蔵庫から、梅干し、ふりかけ、海苔の佃煮を発見した。学生は前日の患者との会話を思い出し、患者から嘘をつかれたことにショックを受け教師に報告と相談に来た。

「先生、七尾さんは昨日、僕に食べ物は奥さんに持って帰ってもらったと言ったのに、梅干しと、ふりかけと海苔が置いてありました。七尾さんに裏切られた気持ちになって、よくないけれど不信感を感じています。僕は一生懸命に退院指導のパンフレットをつくっているのに、七尾さんがこんなんじゃあ、空しい気持ちになります」

「……」

最初に、この**学生の強み**から考えて、次頁の空欄に記載してみましょう。

✎ 「学生の強み」を考えてみよう

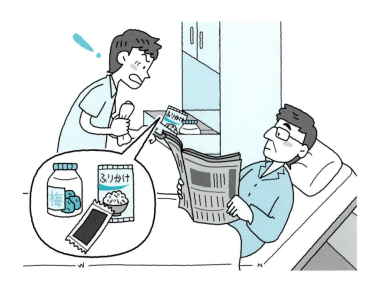

【ワークのアドバイス】

「いるいる……」という先生方の声（ため息）が聞こえてきそうです。こうしたとらえ方をして落ち込んでしまうのは、学生だけでなく現場の看護師でもおられますね。患者のためを一生懸命考えて指導したのに、守ってもらえなくて嘘までつかれたことで裏切られた気持ちになってしまう。では、どういうふうにこの出来事をとらえて患者指導につなげていったらよいのでしょうか。

スーパーバイザーとして、筆者なら下記を挙げます。

- 患者から濃い味付けが好みで、外食も多く仕事の付き合いで飲酒もほぼ毎日していたことや、病院の食事の味付けが薄いので食べる気がしないという、具体的な生活に踏み込んだ話を聴くことができている
- 味付けや調理方法の工夫を管理栄養士に教えてもらい、パンフレットの作成に取り組む熱心さがある
- 食事制限があるので、家族からの差し入れがあっても持ち帰ってもらうように看護師から指導されていることを知り、患者に確認行為ができている
- 環境整備時に見つけた梅干し、ふりかけ、海苔が食事制限で禁止されていることを知っている
- 担当の教師に出来事の報告とともに自分の気持ちを伝えることができている
- 患者に対して「頑張ってくれる」と期待することができている
- 患者に不信感を感じるのはよくないと思っている（信じたいと思っている）。その気持ちを正直に話している

ざっとこんなところが記載できるでしょうか。いずれも、ワークに取り組んだばかりだと些細なことと思われるかもしれませんが、1つずつ具体的なエピソード・根拠に基づいて羅列してゆくことが大事です。

次にこの学生の課題を挙げてみましょう。

学生の課題（個人の特性と学習上の課題）を考えてみよう

個人の特性

学習上の課題

🔖【ワークのアドバイス】

　性格に「まじめ過ぎる」とありますので、単一の価値観で自分が正しいと思い込むという特性があるのかもしれません。単一の価値観は視野の狭さにつながるため、患者の置かれた状況や気持ちを推察できなくなります。

　また、そのとき感じたショックなどを教師には報告できていますが、患者とは向きあって伝えることはできていないようです。それはショックを表現することで患者を傷つけてしまうと考えているためなのかはこのあとで確認が必要ですが、自分の気持ちを患者に素直に表現できないということも課題と言えるかもしれません。

　以下が、この学生の課題として挙げられる事項ですが、多くの内容が学生の個人特性に起因するものと考えられそうです。

- 塩分制限食のある患者心理の理解ができていない
- ダメだとわかっていても、食べたくなってしまう患者の気持ちを受け入れることができていない
- 塩分制限食を食べることに困難を感じていることを表明している患者への食事指導のあり方がわかっていない
- 指導したことを実施していない患者に対してダメな患者と決めつけないで、あきらめないで関わる患者教育方法を模索することができない
- "I"メッセージで自分の気持ちを患者に伝えるコミュニケーションスキル不足

　筆者は糖尿病患者(慢性期)への患者教育を専門としていますので、指導したことをそのまますぐに行動できない患者のほうがむしろ多いと実体験しています。
　看護師としての本領発揮は、ここからですね。

　学生がまじめで熱心であることは、もちろん強みでもありますが、患者を枠にはめ込んで決めつけてしまう可能性があります。患者は学生の指導を好意的に聴いてくださっていたとしても、**だからこそ学生をがっかりさせたくない**ので、嘘をつかれたのかもしれません。

　患者がありのままの自分を見せて、伝えてよいと感じられる雰囲気が、看護師には必要だと考えます。さらに、ありのままの自分のままではダメなんだと感じ、変わりたいと思い、どうしたらよいかを模索し、現実的な目標を設定し、目標が達成できそうなアクションプランを考えて、やっと一歩が踏み出せる——。そこまでの支援はベテランの看護師でも難しい過程になりますので、教師としては、現時点での学生の感じた憤りや空しさをきちんと受け止めたうえで、学生の強みを認めていることを伝え、学生の課題解決に向けた現実的な解決策を一緒に考えていくことになります。そして、学生自らが自分の特性について自覚してい

けるように導いていくとよいでしょう。

　次も、学生の強みを考えてみるところから始めましょう。

B 成人看護学慢性期実習での事例②からワークする

学生情報

　二宮さん（4年次統合実習）、22歳男子学生。まじめで積極的。自分の頭はよいと思っているようで、ややプライドの高さがうかがえる。2人の患者を受け持ち、優先度を考えて行動計画を立てケアを実施することが実習目標である。

出来事

　受け持ち患者は脳梗塞で左半麻痺患者と、脳腫瘍の術後患者である。脳梗塞の患者は1日3回血糖測定をしており、学生は11：30からの血糖測定の見学と2人分の配膳を計画していた。脳腫瘍の術後患者は食事開始後に誤嚥を起こし、現在は嚥下食で言語聴覚士（ST）が食事介助に来ている状態である。学生は11：45からの2人分の配膳と脳腫瘍の術後患者の食事介助の計画も立案していた。その行動計画の発表時の対話。

「11：30から血糖測定の見学をし、配膳前の準備のために環境整備と患者さんの準備を整え、11：45から2人分の配膳をして食事介助までできますか？ちょっとタイトすぎるし、無理な計画ではないですか？」

「大丈夫です。血糖測定は見学だけだからすぐに終わりますし、隣の病室なので2人分の配膳前の準備も間に合うようにできます」

　11：20に脳梗塞の患者からナースコールがあり、学生が訪室すると便臭がしていたため、失禁したと考えて部屋持ち看護師に報告し、陰部洗浄とおむつ交換の準備をした。準備が終わって訪室したときに部屋持ち看護師が血糖測定をしており、それを見学したあとすぐに陰部洗浄とおむつ交換を実施して片付けを終わらせ、脳梗塞の患者に配膳を終えたら12：00であった。

　脳腫瘍の患者への配膳と食事介助のことはすっかり失念してしまい、そのまま部屋持ち看護師とケアの振り返りをし、教師に報告をしに来た。教師から、脳腫瘍患者の食事介助のことを質問され、学生は初めて配膳と食事介助を失念していたことに気づいた。

　あわてて訪室したが、STが既に食事介助をしており、患者はほとんど食べ終えている状況であった。

✎ 「学生の強み」を考えてみよう

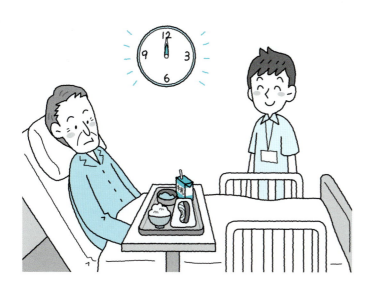

【ワークのアドバイス】

学生のあわてている様子が目に見えるようですね。学生の強みは、どういったところを挙げられるでしょうか。

- まじめで積極的である
- 統合実習の目的を理解し、計画を立案している
- 教師から計画がタイトではないかと指摘されたが、できそうだと思うと、その時点での見通しをもって答えることができている
- ナースコールに対応している
- 訪室時に便臭に気づき、失禁したと考えて部屋持ち看護師に報告し、脳梗塞の患者への適切な対応(陰部洗浄、おむつ交換)ができている
- 部屋持ち看護師とケアの振り返りができている
- 教師に報告できている
- 教師からの質問で配膳と食事介助を失念していたことに気づいて、すぐに訪室して確認している

などなど、強みはたくさんありますね。教師が助言したにもかかわらず計画を変えなかったため、教師としてみれば、この失敗は「だから言ったでしょう」と思ってしまうかもしれません。しかし、そういう気持ちで学生の指導を始めてしまうと、学生を責める態度になってしまうでしょう。学生が失敗したときほど、学生の強みをまずは考えることが大切ですね。次に、学生の課題についてです。

学生の課題(個人の特性と学習上の課題)を考えてみよう

個人の特性

学習上の課題

【ワークのアドバイス】

学生の課題は、個人の特性と学習上の課題に分けて考えてみましょう。
個人の特性としては、やはり直接対話の機会がないと明言はできませんが、

- プライドが高いため、すぐ意見を変えることができない
- うっかり忘れをしやすい
- 1つのことに一生懸命になるとほかのことを忘れてしまう

といった傾向がある可能性が推測できます。学習上の課題は、個人特性が関係していることが多くあります。その学習上の課題はどういった理由で起きているのかを考えることは、教育の方向性を決めるうえでも大切なことです。
次に、この学生の学習上の課題を見てみましょう。

- 多重課題でも責任をもってこなすことができていない
- 予想外の出来事に遭遇したときの計画修正ができていない
- 失敗したことをリフレクションして、次に活かすことができていない

というようなところでしょうか。その場その場での状況には、一生懸命対応しているようですが、複数患者の受け持ちが初めてということもあり、予想外の状況に対応しているうちに、もう1人の患者に対して行なおうとした計画を忘れてしまったということですね。
　統合実習で初めて複数患者の受け持ちをするまでは、学生は1人の患者に対して看護計画を立てて実施した経験しかありません。**複数の患者を受け持ち、優先度を考えて計画して実践することは看護師にとっては当たり前のことですが、**学生にとっては思いのほかハードルが高いものです。特にこの事例のように、予想外の出来事に対処しなければならなくなったときに、当初の計画をどのように修正して滞りなく看護をするかという課題は、日頃しっかりとした看護を実施できる学生であっても大変だと思います。最初からはできなくて当たり前です。

　学生の課題は明確ですが、失敗したことを責めるのではなく、その失敗から何を学んでいけるかが重要です。学生を落ち込ませるのではなく、強みを認めながら、経験を学びにつなげていくこと。1つひとつの経験を大切にし、教育につなげていくことが経験型実習教育です。
　この事例のように、学生から看護師への移行期に多重課題をこなしていくという課題がうまくできない経験は、大なり小なり、ほぼすべての看護師が通る道だろうと考えています。それを失敗体験とするか、よい学びの機会とするかは教師の力量が大きく関わっていると思います。

3 学生の直接的経験を推測してみよう

　経験型実習教育においては、学生の**直接的経験**を尊重します。そのなかでも、**学生が困ったり気になったりしていることは何か**を知ることが重要となります。

　学生は強圧的な指導者の前では、自由に話ができないものです。そのため、教師は学習的雰囲気を心がけ、学生の話をよく聴き、そして共感的に応答する必要があります。しかし、教師がこのような態度をとり、腰を落ち着けて話を聴いたとしても、表現能力の乏しい学生の場合には、適切な言葉で説明ができないかもしれません。そうしたときには、教師は学生や患者の状況や経験を推察し、学生の直接的経験を明確にするための**発問**をしていくことになります。

　このときに重要なのは、推測はあくまで推測なので、**教師による決めつけをしない**ことです。そのためには、状況や経験についてさまざまな可能性を考えることです。教師が広い視野をもち、多くの可能性を考えることができてこそ、発問によって学生の経験を明確にできるのです。教師が思いもよらないことを学生は考えている可能性もあります。そうした例外的な事項もあるのだと含めて、経験を推測していくことが必要です。以下の事例でワークしてください。

成人看護学急性期実習での事例からワークする

患者情報
　八木さん、62歳女性。大腸がんの術後4日目。

学生情報
　三井さん(成人看護学急性期実習3年次前期)、23歳女性。他学部を中退し、1年次から再入学してきた。はっきりしていて物おじしない性格である。協調性はあるが、やや自己中心的な言動も見受けられる。

出来事
　学生は入院当日から患者を受け持っており、本日は6日目である。受け持ち2日目に患者は手術を受け、3日目から歩行を開始した。患者は現在は点滴ルートとドレーンが挿入中であるが、病棟内の廊下で歩行練習をし、ふらつきなく歩行できている。シャワー浴はできないため、学生は看護師と一緒に毎日全身清拭を実施している。

　朝の行動計画発表時に、午後から足浴を実施する計画を発表した。

「何の目的で足浴を実施するのですか？　どこで足浴をするのですか？」

「昨日よく眠れないと八木さんから聞いたので、眠れるように足浴を実施します。場所は八木さんがあまり動かなくてよいように、ベッドサイドでしようと思います」

「足浴にはリラクゼーション効果もありますが、14時に実施して入眠を促す効果があると思いますか？　なぜあまり動かなくてよいようにするの？」

「毎日清拭をしているので、何かそれ以外のケアを実施したかったのです。14時に足浴をするのが適切でないならどうしたらいいのですか？」

学生の直接的経験と思いを推測してみよう

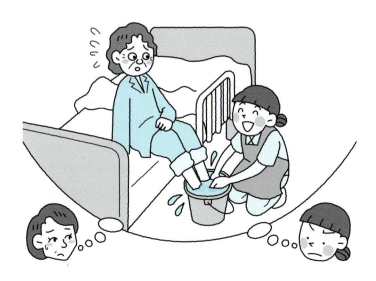

【ワークのアドバイス】

学生から不機嫌な表情で質問されると、あなたはどんな気持ちになりますか？

自分の質問の仕方が悪かったのか…とすぐに反省される読者もおられるかもしれませんし、学生の態度に怒ってしまい、「どうしたらいいのかって、あなたがちゃんと考えなさい！」とびしっと言われる方もおられるかもしれませんね。

ここでは、学生がなぜそのような態度になっているのか、学生の思いやそのときに学生が経験していることを多面的に推測してみましょう。

- よく眠れない患者には足浴が効果ありと思い、時間帯のことなどは考えずに単純に計画したのかもしれない
- 入眠前が効果ありとは知っていたけど、実習は夕方にはしないので、自らが実習している時間帯のなかでできるだけ遅い時刻にと考えて、14時に計画したのかもしれない
- 患者にあまり負担をかけないようにベッドサイドで実施したほうが、患者が喜んでくれるだろうと考えたのかもしれない
- リハビリテーションのためには、患者のできることはむしろしてもらったほうがよいが、あまり動かなくてよいようにという配慮は単純に勉強不足だったのかもしれない
- 患者のバイタルや倦怠感をちゃんと確認したうえで、ベッドサイドで実施したほうがよいとアセスメントしたのかもしれない
- 毎日同じ手順のケアばかり続いたので、何か違ったケアを実施してみたいと思ったのかもしれない
- 学生なりに一生懸命考えて計画したのに、揚げ足をとるような質問をされたと感じて、不快に思ったのかもしれない
- 14時に足浴をするのが適切でないならどうすればいいか、わかっているならこんな質問でなく、すぐちゃんと教えてくれればよいのにと思ったのかもしれない

実際に学生がどんな気持ちで不機嫌な表情をしたのかについては、さまざまな理由が推測されます。やや自己中心的な言動が見受けられる学生の場合には、そうした学生だから、根拠もなく単にやりたいと思いついた足浴を計画したのかもしれないと決めつけてしまうと、教師の口調もつい咎めるような言い方になってしまう可能性があります。

教師側が心情にゆとりをもって、多面的に学生の思いやそのときの経験を推測すると、「自己中心的だからこう思ったに違いない」などと決めつけないで学生に関わることができます。

もう1つ、事例を変えてワークしてみましょう。

B 統合実習での事例からワークする

患者情報

　久谷さん、62歳男性。会社員。職場の検診で早期胃がんを指摘され手術目的で入院。学生の受け持ち時は術後2日目で、ADLは病室内のトイレまで自力歩行できるレベルであった。点滴ルートとドレーンが挿入されているため、保清のケアが必要であった。

　十倉さん、70歳女性。胆石症の手術目的で入院。学生の受け持ち時が入院初日で、学生は受け持ち看護師と一緒に既往歴聴取と術前処置を行なう予定になっていた。

　十倉さんは学生のことを「うちの孫よりもちょっと年上くらいね。優しそうな子でよかったわ」と看護師に話しており、受け入れはよかった。

学生情報

　四谷さん(4年後期)、28歳男性。社会人(事務職)経験後、人と関わる仕事がしたいと看護師を志して入学。成績は中くらいで、まじめだが明るくひょうきんな面があり、同級生から慕われている。2年次の基礎看護学実習Ⅱで女性患者に受け持ちを拒否されたことがあり、以来受け持ち患者は学生本人の希望もあり男性ばかりであった。

　実習態度は積極的で、人懐っこさもあり、受け持ち患者からは「孫のようだ」とかわいがられることが多かった。

出来事

　統合実習で複数患者を受け持つことになり、実習初日に実習指導者から紹介された患者が男性は1名のみであった。グループ全員で話し合った結果、男女1名ずつ(久谷さんと十倉さん)を受け持つこととなった。

　学生は十倉さんの術前処置の準備を行ない、受け持ち看護師とともに訪室した。腹腔鏡下の手術であるため、臍処置と下腹部の除毛を行なうこととなった。処置をするために患者に声かけをし、患者の寝衣の上衣を広げ防水シーツを背部に敷きこんだ。オリーブオイルを臍に垂らそうとして、手が滑りオリーブオイルの入ったプラスチックボトルを落下させてしまった。

　幸い十倉さんの身体には落下しなかったが、寝衣とシーツを汚染することとなった。

　学生はパニックになり、動きが停止したため、受け持ち看護師が引き継いで処置を行なった。退室後、学生は教師のもとを訪れた。

　では、この学生の思いと経験を推測してみましょう。

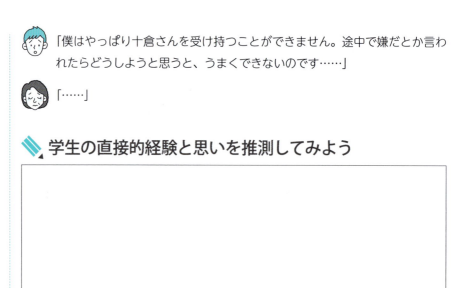

「僕はやっぱり十倉さんを受け持つことができません。途中で嫌だとか言われたらどうしようと思うと、うまくできないのです……」

「……」

学生の直接的経験と思いを推測してみよう

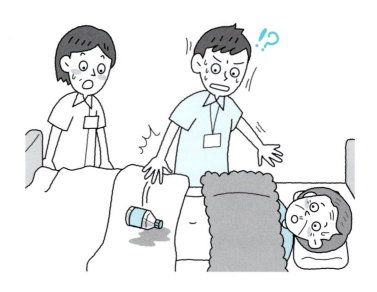

【ワークのアドバイス】

　2年次の基礎看護学実習Ⅱで女性の患者から拒否されたことがトラウマになっているようですね。そのときに経験をきちんとリフレクションして、自分のなかに反省的経験として落とし込むことができていなかったことのアフターケアが必要になります。もしかしたら身近なところで、例えばお母さんやおばあさんと過去に何かしらの経験があって、女性全般に対しての苦手意識がベースにあるのかもしれません。

　過去のトラウマを引きずっている場合は、学生自身が似たような状況に遭遇して、パニックになるまで自分でも意識していない場合もあります。

　「手が滑ってオリーブオイルの入ったプラスチックボトルを落としてしまった」というその失敗事象に関してだけ注目すると、失敗してしまったとしてもその後でどう行動しリカバリーするかが現場では重要なので、まず具体的な事後対処の方法を教えるということにはなりますが、それだけではこの学生の課題の根本的な解決にはなりません。順に、推測を書き出してみます。

- 2年生の基礎看護学実習Ⅱで女性患者に受け持ちを拒否されたことがあるので、女性患者は受け持ちたくないと思い、これまで男性患者ばかり受け持ってきたけど、統合実習で複数受け持ちをする機会に勇気を出してチャレンジしてみようと思ったのかもしれない
- 70歳の女性患者から最初の受け入れがよくてほっとしていただろう
- ケアの際には、途中で嫌だとか言われたらどうしようかと考えてしまい、失敗しないようにと緊張しすぎてしまって、結果として手が滑ってオリーブオイルの入ったプラスチックボトルを落下させてしまうという失態につながったのではないか
- オリーブオイルの入ったプラスチックボトルを落下させ、患者の寝衣とシーツを汚染させてしまった瞬間に、過去のトラウマがフラッシュバックしてパニックになったのだろう
- パニックになり、動きが停止したことから、また受け持ち患者から拒否されるのではないかという恐怖感を感じているのかもしれない

　そもそも2年次の基礎看護学実習Ⅱでは、積極的で人懐っこく孫のようだと可愛がられることの多かったこの学生が、なぜ受け持ちを拒否されたのでしょうか。

　患者が**受け持ち拒否**をされるときには、学生の問題ももちろんありますが、それ以外にも患者自身に余裕がないときや、家族からの意向の場合など、さまざまな理由が考えられます。患者が落ち込んでいるときには、明るくひょうきんで積極的な学生の態度がプラスに作用することもありますが、ときにはマイナスに作

用することもあります。男子学生ということが拒否の原因になることもあります。他学生よりも6歳ほど年上であるこの学生の年齢が拒否の原因になることだってあるかもしれません。

　サラリーマンを経験したあとに、人と関わる仕事がしたいと看護師をめざしたこの学生が、過去のトラウマを乗り越えて、目の前の女性患者に向き合えるように支援してあげたいですね。

4　学生の学習可能内容を考えよう

　学生の困りごとや悩みごとを糸口にしながら、学生と対話を進めていくなかで、学習可能内容がいくつか見えてきます。**学習可能内容**は、何か出来事が起こったときに、教員や実習指導者にはいくつか推測できることがあるものですが、そのなかで、いま学生が何に一番困っているのかに焦点を当てて見極めることが大切になります。

　もちろん、各々の実習にはそれぞれの**実習目標**がありますので、その目標に絡めたものを学習可能内容とすることも可能です。ただし、その場合であっても、学生が困ったことや悩んだことをそのままにしておいては、学習効果は上がりません。そのため、学生の困りごとを受け止め、その経験にどのような意味があるのかをともに振り返りつつ、学生の課題となる部分に向かって振り返りを進めていくとよいでしょう。経験型実習教育の最終的な目標は、自らを成長させていくことのできる反省的実践家を育成することです*。

　ここで、**実習目標と経験型実習教育との関係**について解説しておきましょう。

　学生は実習のなかで患者理解の方法や看護計画を立案し、看護実践やその評価の仕方について学んでいきます。どこまでどのように患者理解をするかなどに関係するのが、各実習の実習目標となります。この実習目標を達成するために、学生は患者に関わり、さまざまな経験をしていきます。経験のなかには、患者理解がうまく進まないことや看護実践がうまくできないなどのつまずきや困りごとも当然あるでしょう。

　この実習目標に関わるつまずきや困りごとを解決し、学生が目標を達成できるようにすることが教育と言えますが、どのように解決に導くかにはさまざまな方法があり得ると考えられます。

　例えば、ケースに応じて「これはこう考えなさい。こうすべきである」と指示・命令することが効果的な場合もあるでしょうし、「このように考えたらよいんじゃない？」とフラットな助言が有効になる場合もあるでしょう。経験型実習教育とは、教師が学生のリフレクションの手助けをしながら学生自らがそのつまずきや困りごとに意味を見出し、解決を考えていけるようにするという教育法となります。このリフレクションから意味を見出すという思考を繰り返し行なうことで、実習目標の解決だけでなく、反省的実践家としての"思考過程"を身につけることも同時にねらっているのです（図2-1）。

　では事例から具体的にワークしてみましょう。

*
教師自身もともに成長するのが反省的実践家です

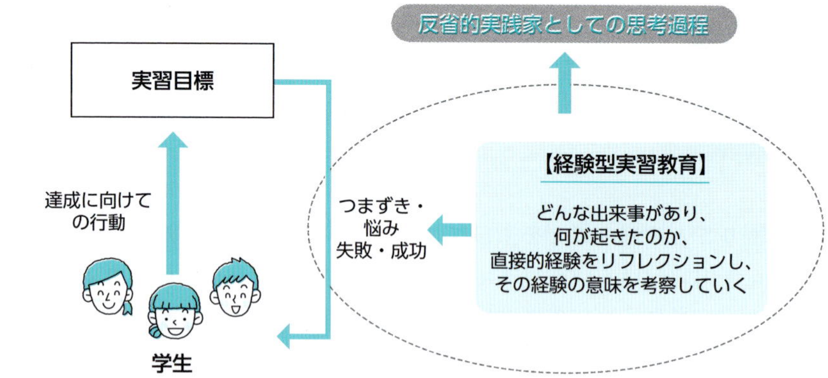

図2-1 実習目標と経験型実習教育との関係

A 基礎看護学実習Ⅱでの事例からワークする

患者情報

百瀬さん、70歳女性。肺がんの終末期*で、疼痛緩和による症状コントロールと緩和ケア病棟への転棟待ちの目的で入院。意識レベルはクリアで鎮痛剤が効いているときは端坐位でテレビを見たり、トイレ歩行をしたりしているが、ほとんどベッドで臥床して過ごしている。学生の受け入れはよく、呼吸困難で会話が難しい状況でも学生と会話しようとしている。

学生情報

五木さん（2年次後期）、20歳女性。無表情で問いかけに対し反応が乏しいが、仲のよい友人と一緒にいるときは別人のように表情が明るい。声が小さく、ボソボソ話す。座学の成績はよいが、演習での技術はほかの学生よりも不器用で実施に時間がかかる。

出来事

実習3日目（受け持ち3日目）に学生が清拭をしようと訪室したところ、患者から「ごめんなさいね。今日、体拭きはしてもらわなくていいわ」と言われた。その清拭を予定していた時間に、学生が控室でずっと記録を記入しているのを見た教師との対話。

「五木さん、ケアの時間ではなかったですか？ どうしたの？」

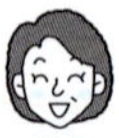

「百瀬さんから『清拭をしなくていい』と言われて、ほかにすることがないから記録をしています。百瀬さんは、終末期で痛み止めを飲んでいて、ほかに治療はしていません。清拭以外にするケアもありません」

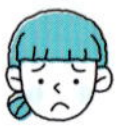

* ターミナル期

学生の学習可能内容を考えてみよう

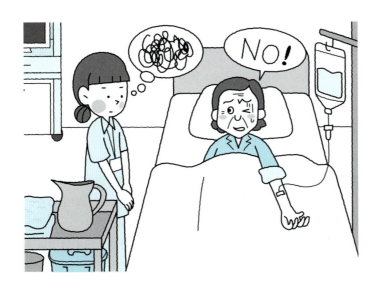

【ワークのアドバイス】

　こうした学生にもよく遭遇します。教師の目線から見ると、終末期の患者に対して、清拭以外に何もすることがないなんてどういうことなのって思うことでしょう。また、基礎看護学実習Ⅱではコミュニケーションに重きが置かれることが多いため、余計にベッドサイドに行ってほしいと思うのではないでしょうか。

　学習可能内容はこの経験から学べそうなことをできるだけ多く考えてみることが大切です。どんな経験も学びにつながるものです。まず、教師の視野が広くあることを求めたいところです。

　学習可能内容として、以下のようなものが挙げられるでしょう。

- 肺がんの病態と経過
- 肺がん終末期の今後の経過
- 終末期の患者の心情
- 呼吸困難で会話が難しい状況でも学生と会話しようとしているこの患者の思い
- 肺がん終末期の患者への看護援助
- 終末期の患者に対するコミュニケーション
- 「今日は体拭きはいらない」と言った患者の発言に対して疑問をもつということ
- 清拭以外にするケアがないと思った自己への振り返り

　多くの学習可能内容があるなかで、どんなことを今回学んでほしいのか**方向性**を決めていきます。その方向を決める前には、もちろんこの学生の経験や思いを知らねばなりません。この事例でも、勉強不足からターミナルケアがわかっていないだけかもしれませんし、学生が「死」を見たくないから心理的に避けてしまっているのでベッドサイドに行かないのかもしれません。

　このような学生の思いと実習目標を踏まえたうえで、声かけの方向性を考えていく必要があります。今回は基礎看護学実習Ⅱの場ですので、まずは清拭以外にするケアがないと思った自己への振り返りを経て、「今日は体拭きはいらない」と言った患者の発言に対して疑問をもつということから考えてみてもよいかと考えられます。最後にもう1つワークしてみましょう。

B　統合実習での事例からワークする

患者情報

　千葉さん、78歳女性。心原性の脳梗塞により左半身に麻痺がある。自宅で家族が介護をしていたが、誤嚥性肺炎を起こし入院となった。認知症はなく、ゆっくり話せば会話による意思の疎通も可能である。現在は経管栄養中で、言語聴覚士（ST）と看護師が嚥下訓練を行なっている。ADLはほぼ全介助。日中は車椅子に移乗しリハビリテーションをして過ごしている。

惣万さん、75歳男性。肺がんの終末期である。疼痛コントロールにより、痛みが緩和されているときは介助なしで病室内のトイレに行くことができていた。全身の倦怠感が強く、疲労感も大きいため、保清は看護師が介助を行なっていた。

学生情報

六角さん(4年生後期)、22歳女性。まじめでおとなしいが、こうと思ったら一歩も引かない強情さがある。座学の成績は優秀で、4年間通してトップクラス。一方で、実習では教員や実習指導者から、「質問するとよく答えるが、知識が統合できておらずアセスメントができない」「患者の個別性が理解できない」「患者に興味を示さない」などと評価が低かった。

実習態度はまじめで、遅刻や欠席などもなく、グループのメンバーとの関係性もよかったが、消極的ではないが積極性がなく常に受動的な印象であった。

出来事

実習初日の午後に指導者から2名の受け持ち患者(千葉さんと惣万さん)を紹介され、その概要を記載した情報シートを配布された。初めて複数の患者を受け持つということで、情報シートに記載されていない日々のバイタルサインの推移や食事摂取量などの細かな情報を電子カルテから収集すれば、必要なOデータの収集が終わるような配慮がなされていた。

実習2日目の朝、学生はほぼ白紙の行動計画を教師に見せてきた。

「昨日は情報が思うように取れませんでした。全然情報が足りないからアセスメントができずに、患者さんたちに必要なケアが思い浮かばず、計画が立てられませんでした」

「……」

学生の学習可能内容を考えてみよう

【ワークのアドバイス】

　統合実習で初めて複数患者の受け持ちをしたとき、優先順位がわからなくなり何をすればよいかわからなくなる学生はしばしばみられます。この事例ではもう少し学生から話を聴いてみないと、何につまずいたのかわからないのですが、**できなかったという経験**は多くのことを学べるきっかけとなるでしょう。この事例での学習可能内容を考えてみましょう。

- 心原性の脳梗塞についての病態
- 脳梗塞により左半身に麻痺がある患者に起こりやすい合併症と観察事項
- 誤嚥性肺炎についての病態と看護
- 左半身に麻痺がある患者のリハビリテーション（嚥下訓練、ADL拡大など）
- 麻痺がある患者とのコミュニケーション
- 左半身に麻痺がある患者の車椅子への移乗と移送
- 肺がん患者の病態、終末期の今後の経過
- 肺がん終末期の患者への看護とコミュニケーション
- 電子カルテの見方
- 多重課題における優先順位の考え方
- わからないことがあるときに教師に相談すること
- 情報シートからアセスメントすること

　などなど、たくさんの事項が思い浮かびます。まずは、1日目にどういったことを考えて何を情報収集していたのか確認することが必要でしょう。
　学生の課題は何なのかを見極めたうえで、方向性を考えていきましょう。

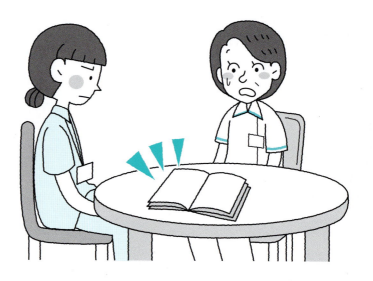

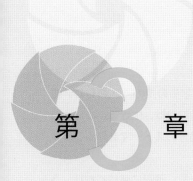

第3章

読んで学ぶ 解説事例10

解説事例ワークの読み方

　本章では、実習中によく見られる学生の経験を事例として取り上げ、経験型実習教育における教師の思考過程を順に展開しています。まずは何が学生に起きたのか、
「学生の直接的経験（学生が経験したこととその思い）」
に整理していきます。次に客観的な事実や患者の思いを、
「現場で起きたことと患者・看護師の思いの推測」
にまとめます。これらの経験と学生情報から、
「学生の強み」と**「学生の課題」**を挙げていきます。そして
「学生の学習可能内容」を考え、学生の経験や課題も踏まえ、
「教師の意図」に基づいて**「その後の展開」**を呈示しています。
　展開では実習指導にあたる教師の声かけとそのときの意図について記載しています。重要な情報には、Pointとしてコメントをサイドスペースに添えています。
　これらの一連の流れから、経験型実習教育のスタイルで学生を支援する教師の思考過程を読み解いてもらうことが本章のねらいです。

- 解説事例1：「態度の悪い」学生 ——やる気がないように見える
- 解説事例2：看護計画が実施できない学生 ——積極的な姿勢が見えない
- 解説事例3：患者に拒否された学生 ——ショックで落ち込んでいる
- 解説事例4：患者に自らの価値観を押し付ける学生 ——積極性が空回り
- 解説事例5：患者の状態をアセスメントできない学生 ——情報収集がわからない
- 解説事例6：自己評価が高すぎる学生 ——客観視ができない
- 解説事例7：患者のアクシデントや急変を自分のせいにする学生 ——消極的で受け身
- 解説事例8：ケア後にクレームの対象となった学生 ——誰のための看護かがズレている
- 解説事例9：ヒヤリハットに動転した学生 ——自身の長所・短所が整理できていない
- 解説事例10：ADHD（注意欠如・多動症）の学生 ——答えのない現実に直面している

解説事例1 「態度の悪い」学生
―やる気がないように見える

患者情報

Aさん、58歳男性。公務員。妻と高校生の息子と大学生の娘の4人暮らし。直腸がんでストーマ造設。ストーマに関する説明は手術前に受け、生きるためには造設もやむをえないと納得していたが、術後、なかなか自分のストーマを見ることができず、自己管理をする自信がない。妻に依存的。

この先、ストーマ管理をしながら仕事ができるのか非常に不安に感じており、うつ傾向がみられる。

学生情報

佐藤さん、21歳女性。成人看護学実習中。おとなしく口数が少なく、感情があまり表情に出ない。成績は中程度。受け持ち患者への訪室は少なく、ナースステーションで電子カルテを見ていることが多い。患者のケアや教育指導なども、自ら提案するのではなく、看護師に促されたことに従うという状況が多い。看護師から声をかけてもらえないときは、ケアの機会を逃してしまう（看護師のみで実施）こともある。自分に自信がなく消極的だが、優しく、人の気持ちを察することはできる。

★Point 1
落ち着いて見られる、とも言えます。見方によって印象は多様に

★Point 2
患者との関わりが少ないぶん、カルテから情報を収集しようとしています

★Point 3
素直に指示に従えることも1つの強み

★Point 4
看護師にとって大いに必要な条件

実習目標

①患者およびその家族との援助的関係を成立発展させることができる
②慢性疾患の病態、検査、治療過程について理解し、適切な看護支援について考えることができる
③患者および家族のセルフケア・セルフマネジメントへの支援について考えることができる
④成人期の特徴を踏まえ、慢性疾患をもつ対象を全人的に理解し、個別性を配慮した看護過程が展開できる
⑤看護専門職としての適切な姿勢・態度を養うことができる
⑥チーム医療における看護専門職の役割と他職種との連携を学ぶ
⑦自己を振り返り、今後の学習の方向性を明確にできる

出来事

看護師が患者のストーマの観察やパウチ交換をしているとき、学生も一緒に訪室していたが、部屋の隅のほうで、突っ立ったまま手を後ろに組み、看護師のケアを遠巻きに見ていた。ケア終了後、教師が、「Aさんのパウチ交換はどうだった？」と学生に尋ねると、「よく見えませんでした」と答えた。ストーマケアに参加する貴重な機会であったが、何も学んだ様子がないため、教師は学生はいったい何を考えているか、やる気があるのかと少々腹立たしく感じ、話を聴くことにした。

★Point 5
教員も人間ですから、少し腹立たしい気持ちのとき、強めに問いただす口調になってしまうことがあります。自信のない学生は何も言えなくなり、直接的経験を表現できず対話が終わってしまう場合に注意

「佐藤さん、ストーマケアを見られなかったのは、何か理由がありますか？あるなら教えてくれますか？」

★Point 6
学生には何か理由があるかもしれないので、それを知りたい・教えてほしいと切り替えて、責める口調でなく話を促すことが大切です。ここで、同じ言葉でも口調を変えてロールプレイをしてみると、学生役の受け止め方が変わることを実感してみましょう。問いただすような口調だと、次の発言にはつながらない可能性があります

「ストーマケアは、看護師さんしかできないケアだから、学生がいたらじゃまかなと思っていたのと、Aさんも落ち込んでるから、学生の私にまでストーマを見られたくないかもって思って、今日はまだケアにはついていかないほうがいいかなって思ってました」

「でも看護師さんが声をかけてくれて……。それでついていったんです。初めて実際のストーマを見たので、色とか形にちょっと驚きました」

★Point 7
自分なりに、患者の気持ちを察しています

「ちゃんと観察していたのね」

★Point 8
インシデントやアクシデントにならないよう安全への意識があります

「あと、看護師さんがテキパキとケアされていたので、私は邪魔になったらいけない、自分の手とかがあたって（患部が）不潔になったら大変と思って、少し離れてしまいました。だから見えなかったんです。Aさんもまだこわくて自身のストーマを見られないので、私がケアもできないのにジロジロ見るのもAさんはいい気がしないんじゃないかな……とか、あとで『どうだった？』ってAさんに聞かれたらどう答えたらいいんだろう…とか、なんかそんな不安がわぁーっときて、どうしたらいいかわからなくなってしまって……。そしたら看護師さんのケアもストーマもちゃんと見ないまま終わっていました……」

★Point 9
考えすぎのようでいて、緊張が高まっていても先のこと（心配事）を予測しているともとれます

「そうだったの…」

「私、いつもこうなんです……」

★Point 10
自分のパターンをわかっていることは強みです

学生の直接的経験（学生が経験したこととその思い）*

- 看護師に声をかけられ、ストーマケアに同行した
- 看護師しかできないケアだから、自分は邪魔かもしれないと思っていた
- 患者がストーマの受け入れができず落ち込んでいるのに、ケアもできない自分がストーマケアに関わるのは、患者が嫌なのではないかと思っている
- 初めて実際のストーマを見て、色や形に驚いていた
- 看護師がテキパキとケアをしている状況を観察していた（少し圧倒されていた）
- 自身がケアの邪魔になったらいけない、自分の手があたって患者の不利益（患部の不潔）になっては大変と思って、少し離れてしまう。その際、後ろに手を組んでいた
- あとで「どうだった？」と、患者に聞かれたらどう答えればいいかなど、不安に

*
ここでは、学生が直接話したことをもとに、教師の解釈を入れないでありのままに書き出します

- 思っているうちに、ケアが終了した
- 看護師のケアもストーマもきちんと見ることができなかった
- 似たような展開によくなる自分に気づいている
- 教師にストーマケアのことを聞かれ、「見られませんでした」と正直に答えた

🔖 現場で起きたことと患者・看護師の思いの推測[*1]

- 看護師は臨床の学びになると思って学生に声をかけてくれたのだろう
- せっかくケアを学ぶ機会なのに見る気がない態度だし、突っ立って手伝おうともしない学生を見て、看護師は、学生によい印象は抱いていないだろう
- 患者はまだストーマを見ることができない状態だが、看護師によって行われるケアに集中していたのではないだろうか
- 患者が学生の行動が気になっていたかどうかまではわからない
- 学生がケアを見ないなら、「なんでついてきたのだろう？」と患者は感じていたかもしれない
- 「学生も見たくない、見られないような大変な処置なのかな？」と患者が感じてしまったかもしれない

🔖 学生の強み[*2]

- 優しい性格で、人の気持ちを察することができる
- 感情があまり表に出ないタイプ／落ち着いて見える
- 患者が、ストーマをまだ受け入れられていないことに気づいている
- 落ち込んでいる患者を思いやっている
- 患者が自分の行動をどのように感じるかについてまで、考えを及ばせている
- ケアの際、不潔になってはいけないという意識がある
- ケアを「見られなかった」事実について、学生なりの理由を教師に伝えることができる
- 今までの自分の経験と比較して考えることができる

🔖 学生の課題

個人の特性[*3]

- 学生には何もできないという決めつけ、思い込みがある
- 自分の考えを看護師に伝えられず、促されたら従うという受け身の姿勢でいる
- 患者の気持ちに添うというより、過剰に配慮してしまい、行動できなくなる

[*1] ここでは、教師の経験知に基づいて、その現場にいた学生がこの状況でどのような思いでいるのか、患者はどんな思いでいるのか、看護師の思いなどを推測して書き出します。重要なのは決めつけないことです。憶測にならないよう、判断を保留する勇気・態度が必要です。また整理のために教師自らの思いを書き出すのもよいです

[*2] どんな学生にも必ず強みはあります。その強みに気づけば、そこから関わりの糸口が見つかるものです。マイナスに見える面でも角度を変えるとプラスに転じることがあります

[*3] 学生は学習者です。学習者として成熟度の低い者も高い者もいます。成長発達段階で何らかのトラウマを抱えている学生もいます。それらを個人の特性としてありのままにとらえる視点が教師に求められます

> **学習上の課題** *[*1]
> - 患者に必要なケアについて、学生は具体的にどうするかという計画を立てていない
> - 患者とのコミュニケーションが少ない
> - 自分の憶測のみで判断してしまい、直接に患者の気持ちを確認したり、ケア参加の同意を得たりするなどの工夫を試みていない
> - 自分が何をする立場なのか、何のために実習をしているのかという看護学生としての基本的役割の認識が欠如している

[*1] 「厳しい」と言われる教師は、学生の「学習上の課題」がよく把握できていることが多いものです。この課題を見極める能力は、学びの方向性を決めていくためには教師には欠かせません。「優しい」だけでは身につかないものでしょう

📝 学生の学習可能内容 *[*2]

- 患者のストーマ受容プロセス
- ストーマケアの学習
- うつ傾向の患者との関わり方
- 患者とのコミュニケーションを通した、実際の気持ちや考えの把握の大切さ
- 看護師への相談や学生の考えの伝え方
- 看護学生としてやるべき、優先されることは何か、また判断根拠は何かを考えること
- 自分自身の思考や行動の傾向と次回に活かせる改善策

[*2] 個人の特性と学習上の課題を踏まえたうえで、今このときにその学生が学習できる内容を、対話を通して絞り込んでいきます。実習目標を具体的な状況に落とし込んで、学習可能内容として教師が精選していく作業は、教材化のプロセスでもあります

● 教師の意図

　実習目標の⑤、⑦の達成を意図し、看護師をめざす者としての態度や姿勢がどうあるべきか、看護学生としてやるべきことは何かを考える。自己を振り返り、自分の傾向を踏まえたうえで、今後の学習の方向性を明確化にすることを促す。

● その後の展開

💬 学生の発言・💬 教師の発言	教師の意図
💬 私、いつもこうなんです…	
💬 今までにも似たような経験をしているの？　例えば、どんなこと？　具体的に教えてくれますか？	今までも似たような経験をしている自分に気づけているなら、自分の傾向に気づきやすいかもしれない。どんなことがあったのか聴いてみよう。もしかすると、気づきの強化のために材料になるかもしれない

★Point 11
学生の発言を聴いて、まず過去の経験談を学生から聴き出しているところがポイントになります。反対に、教師の決めつけですぐに指導してしまうと、次の学生の語りにはつながりません

【つい言いがちな悪い声かけ】
「『いつもそう』って、看護師になるんだったら、そんなんじゃだめでしょ！」「あなたは、いろいろと考えすぎなのよ」「看護師になりたいなら、看護師さんのケアをちゃんと見て、ストーマも観察しないとだめでしょ！　わかったの？」

	学生の発言・🗨教師の発言	教師の意図*
*学生の直接的経験を明確化していくプロセスと同時進行で、教師は実習目標と関連づけてどのように学生の反省的思考を促し、深めていくかを考えていきます	🗨 はい、前回の実習のときに、足浴をしたらどう？って看護師さんに言われたんです。でも以前、別の患者さんが、自分のことはできるだけ自分でしたい、あんまりいろいろ人にされたくないって言われていたので計画していなかったんです。そしたら、指導者さんが、少し強引に患者さんの許可をとってくださって……。やるにはやったんですけど、患者さん、迷惑だろうなって、そんなことばかり考えてしまって……、あんまりうまくできませんでした	
	🗨 そうなんだ、そんなこともあったのね。それで、佐藤さんは、そのことについて、考えてみた？　なんで、こうなっちゃうんだろうとか、自分を分析するっていうか、振り返るっていうか、どう？	前回の経験をどう振り返ってきたのだろう？ 今回の振り返りと課題の明確化につなげることができるかもしれない
	🗨 私、昔から「考えすぎ」って、よく言われていました。いつも、相手はどう思ってるんだろう、迷惑じゃないかな……って、あれこれ考えてしまって何もできなくなるってことが多かったです。何もしなければ、問題は起きませんから……	
★Point 12 優しさという学生の強みをきちんと評価したあとで、「何もしなければ問題は起きない」という学生の考え方に切り込んで、学生の課題に直面化させる発問を投げかけている。最初から切り込むのではなく、まずは学生の気持ちに理解を示したうえで直面化させているところがポイントです	🗨 なるほど。自分のことより、相手のことを思いやれるなんて、優しいんですね。今まで、そうやって衝突や問題が起きないように対処してきたんですね。そういう相手を思いやる気持ちは、看護師にとっては最も大事なことだと思うよ。だから、今回、ストーマケアを遠巻きに見てたのも、不潔になっちゃいけないって思って、とっさにとってしまった行動だったのかな？でも、よく考えて。日々の生活の中には、何もせずに問題が起きなければOKで済むことも多いかもしれないけど、看護を学ぶようになってどう？　何もせずにOKって済むことばかり？	周りから「考えすぎ」と言われて自分でも気づいている。しかし、自分の心配ではなく相手のことをおもんぱかって考えすぎているのだから、優しい学生には違いない。また、それによって衝突を避けられた経験も多くしている。この行動パターンで今までいろいろなことに対処できてきたことがわかる しかし、看護師として、医療の専門家としては、このままの対処行動では、看護ができないし患者を危険にさらしかねない。看護を勉強するようになって、この考え方は変化したのか聞いてみよう
	🗨 いいえ、看護実習では、実際、そうはいかないことばかりです。患者さんの意向ばかりを重視して何もしなければ、患者さんの観察をできず大事なサインを見逃したり、患者さんのことも理解できないこともあります……。前回の実習時も、看護師さんに、足浴の意義みたいなことを聞かれ、足病変がないかを確認する大事な機会でもあるって教えてもらいました。糖尿病の患者さんだったので、放置したら大変になると……。患者さんに遠慮して、実施しないことでかえって大きな問題になることもあるんだなってそのときに思いました	
★Point 13 学生の気づきを確認したうえで、Iメッセージで優しさだけでは看護にならないことを具体的に伝えて、患者を守るという認識の強化を図っているので、無理なく学生が自分の課題に気づけています。学生に十分に語らせていることが大切なポイントです	🗨 そうね、よく気づけているじゃないですか。患者さんの意向に添わないことでも、その患者さんにとって必要なことなら、できるだけ患者さんの苦痛を少なくする努力や工夫をしてでもやらないと、かえって患者さんを危険にさらすことになるかもしれませんね。それじゃあ、本末転倒ですよね じゃあ、今回のストーマケアについても振り返ってみましょうか。次のストーマケアのときに、Aさんへの配慮もしつつ、看護学生としてやるべきこと、できることは何かな？	前回の失敗をきちんと振り返れている、気づけていることがわかったので、物事から逃げているだけでは、看護はできない、患者を守れない、という認識の強化を図っておこう 前回の振り返りも確認できたことだし、ここで、改めて今回の事例について考えるように促そう

💬 学生の発言・🟢 教師の発言	教師の意図
💬 次回は、ストーマの観察を一緒にさせてもらえる立ち位置を考えて、ストーマケアの手順やポイントも確認できるように、きちんと計画を立ててのぞんでみます。今のAさんにとって、最も重要な看護だと思うので	
🟢 きちんと計画を立てて、ケアの前に看護師さんに相談できれば、ケア中に学生でもできる役割があったり、患者さんの支えになれることが見つかるかもしれませんね。そうすれば、何もできない学生…っていう自分のなかの引け目も少なくなるんじゃないかな？　あと、Aさんは、佐藤さんにストーマを見られるの、本当に嫌なのかしら？	運よく、また次のストーマケアの機会があるので、そこで、学生ができることを考え、実践して、少しでも自信をつけてもらえるよう関わろう。学生自身が計画して何か少しでも実施できたら達成感につながり自信がつくはずということも伝えておこう もう1点、考えすぎてしまう傾向について、患者の気持ちを、学生がきっとそうに違いないと決めつけてないか、患者に直接聞くことができれば、自分の勝手な決めつけによる不安が解消されるかもしれないし、根拠を常に考える、憶測でものを言わないことにつながるかもしれない
💬 それも、私が勝手に思い込んでるだけかもしれません。私がケアに入って、看護学生としてストーマを観察したり、ケア方法を学んだりして、患者さんの支えになりたいことを、頑張ってAさんに伝えてみます	
🟢 そうですね。憶測や思い込みで進めるより、直接、聞いて確かめてみること、自分の思いを伝えることって大事ですねまた、困ったり、聞きにくかったら相談してね	言葉では簡単だが、うつ傾向の患者に、直接気持ちを尋ねるのは、実際には難しいかもしない。とまどうようなら、また、どんなふうにアプローチしたらよいか相談にのろう

★Point 14
ここが重要。発問したあとに、学生に語ってもらい、「そうなんだ」「そうね」「なるほど」「そうね」と前向きに受け止めたあとに、学生が自分の課題に向き合うことができるような投げかけをしています。自分の思い込みかもしれないという学生のリフレクションにつながる発問です

● 展開のポイント

　実習指導をしていると、記録をしっかり書いてこない、見学したことについての意見を求めても何も答えないなど、一見するとやる気がないのかと感じる学生がいます。この事例では、学生はやる気がないわけではなく、「学生は何もできない、患者の迷惑になる」と**思い込み**、結局、見学も満足にできなかったことが、学生の話を聴くことでわかります。

　その後の展開ではこのように考えてしまう個人特性に気づかせたうえで、看護としての姿勢について考えさせ、さらに患者の気持ちについて広い視野で考えるように呈示・誘導しています。

> **解説事例2** 看護計画が実施できない学生
> ―積極的な姿勢が見えない

療養者情報

Bさん、64歳男性。パーキンソン病*で自宅において療養生活を送っている。ホーン-ヤールのパーキンソン病重症度分類Ⅳ。頸部の筋固縮が著明にあり、前傾姿勢と小刻み歩行、すくみ足がある。トイレまではなんとか自力で歩行している。合併症として認知症と被害妄想が認められている。妻と息子の3人暮らし。息子は無職で引きこもりになっている。妻は脳梗塞を患い、右手に力が入りにくいという後遺症がある。

> *パーキンソン病は通常身体の片側から症状が始まり、進行すると身体の両側に症状が広がる。「ホーン-ヤールの重症度分類」では、このような症状の進行に沿ってふるえなどの症状が片方の手足のみである場合をⅠ度、両方の手足にみられる場合をⅡ度、さらに病気が進行し、姿勢反射障害(体のバランスの障害)がみられるようになった場合をⅢ度、日常生活に部分的な介助が必要になった場合をⅣ度、車椅子での生活や寝たきりとなった場合をⅤ度としています

学生情報

鈴木さん、21歳女性。4年次在宅看護論実習中。領域別実習は終了している。大学の成績はクラス内では下。消極的で、口下手である。いつも閉眼している。グループ内でも目立たず、今までも目立たず、無難に実習を終了してきている。

> ★Point 15
> 消極的と見るのか、思慮深いと見るのかによって印象は変わります

> ★Point 16
> 無難に終了ということは、トラブルやミスを起こさずに求められるレベルに達しているということです

実習目標

①療養者の健康状態が日常生活に及ぼす影響や家族が果たしている役割を総合的にとらえるとともに、健康管理および日常生活状況を関連づけて理解することができる
②療養者と家族の生活歴を踏まえて療養者、家族の療養生活上の課題をアセスメントし、課題解決につなげる看護援助の展開が実施できる
③療養者生活の実際を知り、療養者と家族の生活に応じた援助内容や方法など、在宅看護の特殊性と機能について理解できる
④地域包括ケアにおける多職種、他機関との連携、協働の実際を学び、療養者・家族を支える社会資源の活用について理解できる
⑤看護専門職としての適切な姿勢・態度を養うことができる
⑥チーム医療における看護専門職の役割と他職種との連携を学ぶ
⑦自己を振り返り、今後の学習の方向性を明確にできる

出来事

受け持ち5日目。15時から看護計画の発表を実施した。学生は、看護計画として、#1転倒のリスク、#2服薬忘れによる症状出現、悪化のリスク、#3便秘を発表した。
　実習指導者からは、家族の介護負担や、緊急時の対応、服薬と副作用の関係性と日常生活の行動制限について、アセスメントするようにとの助言を受けた。
　カンファレンス後、教員は実習指導者から学生が意欲的に実習をしていないということを聞いた。実習中、居眠りをしたり、バイタルサインの測定や、足浴を促し

ても「いいです…いいです…」と、断ってくるとのことであった。また、質問したことを調べてくるようにいっても、「勉強してきませんでした」とあっけらかんと返事をすること、日々の記録も記載してこず、提出していないと知らされた。そこで、学生を控室に呼び入れ、話を聴くこととした。

★Point 17
実習指導者からこうした情報を伝えられると、教員は学生に対しネガティブな印象をもちやすいですが、この時点ではあくまでも客観的な事実だけを受け止めて、学生自身がどのように感じたり考えたりしているかを確認する必要があります

「実習はどうですか？」

「苦痛です。無理、無理、無理、無理なんです…ほんとに。今までは電子カルテですべて情報がとれたし、グループメンバーの人や患者さんに聞いてもらったりできたのが、この実習は、紙カルテだし、知りたい情報も載っていない。患者さんに聞くこともできない…」

「そうなの…」

「患者さんに関わりたくないんです。記録だって、何を書けばいいかわからないです。だって書くことがない…」

「……」

「先生が言いたいことはわかってます。わかっているんです。コミュニケーションが一番苦手なんです。親が大学を辞めさせてくれないので、あと5日間この実習を我慢するだけです」

★Point 18
学生に直接確認した結果、このような発言を聞くと、やはり学習意欲のない学生だと決めつけてしまいがちですが、ここでも学生の発言から客観的な事実だけをとらえて、根本的な学生の気持ちを確かめる必要があります

📝 学生の直接的経験（学生が経験したこととその思い）

- 受け持ち5日目に自分なりに考えた看護計画を発表した
- カンファレンスで実習指導者からはたくさんの助言を受けた
- 日々の記録をどう書いていいかわからず、提出できていない
- このままではいけないことはわかっているけど、どうしていいかわからない
- コミュニケーションは苦手だと強く思っている
- もともと大学を辞めたい気持ちがあったけど、親が辞めさせてくれなかった
- これまでもなんとか実習を行なってきたけれど、今回はカルテを調べようにも電子カルテではないので、調べにくいし、実習がとても苦痛に感じる

★Point 19
特にこの学生のように、成績が下の学生の場合、実習指導者からの質問や助言の意味がわからずパニックになっていることがあるので、教員は実習指導者の意図を学生と一緒に考えてあげることが大切です。小さくてもよいので、成功体験をさせて自信をつけさせることも重要です

📝 現場で起きたことと実習指導者の思いの推測

- 学生は実習指導者から勉強してくるように言われた
- 実習指導者は、家族の介護負担や、緊急時の対応、服薬と副作用の関係性と日常生活の行動制限について、アセスメントするようにと学生に指導した
- 学生は実習中に居眠りをしており、実習指導者は不愉快であろう
- 学生はバイタルサインの測定や、足浴を実施するよう促しても断って、患者に関わろうという姿勢が見られないので、実習指導者は呆れているだろう

🔖 学生の強み

- 患者のことを自分なりに考えて看護計画が立案できている
- 教師の気持ちを汲みとることができる
- これまでの実習は、友人や電子カルテから情報をとることができた
- できない、無理という感じがあることを教師に知らせることができる
- 欠席もせず、出席できている
- 実習指導者にバイタルサインの測定などの技術を実施するよう勧められても断ることができている

🔖 学生の課題

個人の特性

- 積極的に実習にのぞむことができない
- 患者に直接関わりたいという意識が不足している

学習上の課題

- 実習指導者や患者に対するコミュニケーション力が不足している
- アセスメントを深めるための情報をとる技術が不足している
- 慢性疾患と認知症がある患者を、家族の病気も含めて全人的に理解する力が不足している

🔖 学生の学習可能内容

- 複雑に見える病態、治療、家族の介護負担などとの関係について理解する
- 他者に積極的に関わることによって得られる看護の楽しさ
- 相手の気持ちと認知症患者であることを配慮したコミュニケーション力

● 教師の意図

実習目標の達成を意図し、この経験から患者の病態と慢性疾患をもつ患者の理解について学習を促す。実習指導者からのコメントと学生本人の言葉からネガティブな印象を強く受けると、学習上の課題より、個人特性に目が向きやすくなり、決めつけた見方をしてしまいがちになるので注意が必要だと理解する。

● その後の展開

💬学生の発言・💬教師の発言	教師の意図	
💬患者さんに関わりたくないという感じがするんですね。それは、これまでに何かあったということですか？	患者と関わりたくないという理由をまず聴いてみる。患者はパーキンソン病でヤールの重症度分類Ⅳで認知症と被害妄想がある。息子は引きこもり、妻は脳梗塞ということなので、どう関わっていいかわからなくて混乱しているのかもしれない。ここでは、**詰問にならないように注意して気持ちを聴いていこう**	★Point 20 紙面上では同じ文字でも、学生の気持ちをもっと聴きたいと思って優しく確認するのと、詰問調で問いただすのでは学生の反応は異なります。シナリオをどういう口調で読むかによって受け止め方が違うので、ロールプレイをしてみましょう
💬話をしようと思うとどもるし、人と接するのが苦手なんです。だから、本当は看護とかやりたくないんです		
💬人と話すとどもるから、コミュニケーションが苦手なんですね		
💬はい……		
💬看護はやりたくないって言われていますが、今回の実習は1日も休まず頑張っていますよね		
💬はい。これでも努力しています		
💬私は、苦手といいながらも鈴木さんは頑張っていると思っていますよ	元々コミュニケーションが苦手だと言っていたので、逃げたいような気持になっているのかもしれない。それでも休まずに実習に出ていることを学生の強みとして評価しよう	
💬うまく話ができなくて、実習は苦痛だけど、休むともっと記録が書けなくなるし、単位を落としたくないし……		
💬**そうなんですね。**上手に話せなくてもいいですよ。相手のことを思う気持ちがあれば、それは伝わるのではないかと思います。一生懸命伝えようとする気持ちがあれば、わかってもらえると私は思いますよ	努力している学生を認めていることを理解していることを伝える	
💬でも、うまく話せないと情報が取れないし、アセスメントが足りないって言われました。どもるから変だなって思われるのも嫌だし、話すのがこわいんです		
💬話そうと思っても、どもってうまく話せないんですね。それは辛いのによく頑張っていますね Bさんはどうでしょう 自分の体が、自分の思うように動かないんですよね 鈴木さんと同じように、頑張ってもうまくできない。生活しにくくなっている方の辛い気持ちは、あなたならわかるんじゃないですか？	励まし 頑張っていることを認める	★Point 21 学生の気持ちを否定せずに受け止めたうえで、自分のことに焦点が当たっている学生に対して、患者のことに焦点を切り替える発問をしています
💬頑張ってもうまくできない気持ちはわかります Bさんもこんな気持ちなんですかね……。そう思うと、なんとなくBさんを近くに感じます		

🗨 学生の発言・🗨 教師の発言	教師の意図
🗨 うまく話せなくても情報が取れなくても、まずはBさんの気持ちに寄り添うことができたらよいのだと思いますよ	視点を患者へと向ける。**視野の拡張**。患者の気持ちの理解に触れ、今後、どのように患者に関わっていくのかを一緒に考える
🗨 本当にうまく話せなくてもよいのですか？ただでさえアセスメントができてないって指導者さんに言われてるのに……	
🗨 鈴木さんなら、しんどいことを理解してもらえるのはどう思いますか？確かに情報を取ることは大事ですが、まずはBさんに寄り添って、その苦しさを受け止めることが大事なんじゃないかと私は思います	患者の立場に立って考えてもらうことで、凝り固まった考えをほぐす
明日、Bさんともう少しお話ししてみませんか？	患者との関わりの勧めを行なおう
🗨 はい。でも…うまく話せなくてもよいと聴いて、少し気持ちは楽になりましたけど、病態や治療、家族の介護負担とかいろいろ考えなければいけないことが多すぎて、どこから手を付けていいかわからないんです	
🗨 どこから手を付けていいかわからない気持ちなんですね じゃあ、一緒に考えてみましょう。鈴木さんがとらえている情報を教えてもらってよいですか？	否定しないで、学生の気持ちを受け止める 学生が知り得た情報を語ってもらい、どこで学生が困難を感じたのかを知る 不十分であっても、学生なりに患者について語りはじめた内容を否定しないで聴こう
🗨 Bさんはパーキンソン病で認知症と被害妄想もあって……。息子さんは引きこもりで……奥さんは脳梗塞なんです	
🗨 基本的な情報はちゃんとわかっていますね。Bさんも奥様もそれでは大変でしょうね。そういう情報をたくさん聴いて、鈴木さんが困った気持ちがわかった気がします	学生の気持ちに添う言葉かけをする 実習指導者からやる気がないと思われた理由を学生から語り始めていることを傾聴しよう
🗨 そんなBさんにどう関わっていいかわからなくて、指導者さんに言われてもなんだか手を出すのがこわくて、断ってしまったんです	
🗨 そうだったんですね そういうときにどうやって考えていけばよいでしょうね。もし私だったら……	こうした学生の場合には、質問や発問を駆使しても混乱する可能性があるので、教師が "I" メッセージで考え方のモデルを示すことが効果的なことが多い。その場合でも、可能な限り学生が自分で発見したような気持ちにさせるのが望ましいだろう

★Point 22
"I" メッセージで教師の考えを述べています。学生の話を十分に聴いたあとで、教師としての意見を述べることが重要。最初から教師の意見を述べてしまうと、学生は自分の気持ちや考えを話さないで聴くモードになってしまうので、リフレクションができないのです

●展開のポイント

　学生が積極的に関わろうとしない場面を教材化し、学生の気持ちと患者の気持ちを重ねながら、意欲を引き出すことを想定しています。患者の気持ちを推測させ自分の言動をリフレクションさせることによって、事象を前向きにとらえなお

すことを想定しています。その後の展開は、実際の事例をもとに展開しています。このような会話を続けていくことが、経験型実習の学びとなるでしょう。

　また、この学生のように基本的な知識不足で患者の全体像がとらえきれていない場合には、学生がとらえている断片的な情報をつなげて解釈していく作業を教師が一緒に行ない、実習指導者の質問や助言の意味を理解することも、学生にとっての学びになります。

解説事例3 患者に拒否された学生
―ショックで落ち込んでいる

患者情報
Cさん、89歳女性。介護老人保健施設入所中。アテローム血栓性脳梗塞で、右上下肢麻痺、構音障害あり。ADLはほぼ介助が必要。意思疎通は可能であるが、構音障害のため、発音が不明瞭で言いたいことが相手に伝わりにくい。娘の面会が週に2回あるが、あまり長居はせず、娘の問いかけにもうなずく程度で、あまり会話をしている様子はない。娘によると、元来無口な性格で1人の時間を好むほうであるとのこと。

学生情報
高橋さん、21歳女性。老年看護学実習中。3クール目。まじめで一生懸命学業に励み、成績もよい。母親が看護師をしており、ナースへのあこがれや、患者に何かしてあげたいという強い気持ちをもっている。頑張り屋で積極的に行動するタイプ。一生懸命になると周りが見えなくなることが時々あり、グループ内で少し浮いた存在である。

★Point 23 学業に熱心なことは大きな強みです

★Point 24 ロールモデルがそばにいることは強みです

★Point 25 看護を目指す学生にとっての大きな強みです

★Point 26 強みでもあるのですが、突っ走ってしまわないか心配要素でもあります

実習目標
①高齢者の生活史に目を向け対象を理解する
②高齢者の健康問題とそれに由来する生活機能障害の要因・経過が理解でき、個別性を踏まえた看護方法を学ぶ
③生活機能の障害が高齢者の人生課題や家族機能にどのような影響を及ぼしているかを理解する
④高齢者とのコミュニケーションを通して、自己を振り返り、課題を明確にする
⑤さまざまな職種との連携・協働のあり方や保健・医療・福祉のシステムの理解を深め、看護の役割を把握する
⑥看護実践を通して自己の高齢者観を養う

出来事
受け持ち5日目。高橋さんは、患者が構音障害により自分の気持ちを伝えられないことへのストレスを看護問題に挙げた。少しでも患者に言いたいことを話してもらおうと、できる限り患者のベッドサイドで過ごし、勉強してきたことを活用しようと患者に積極的に関わることに努めていた。すると急に、患者から「学生、嫌……」と言われ、学生との関わりを拒否された。学生はショックを受け、患者に何も告げず、逃げるようにスタッフステーションに戻ってきていた。いつもと違い、落ち込んだ様子で座っている学生に気づいた教師が学生に話しかけた。

「高橋さん、なんだかいつもと感じが違うけど、何かあった？」

「実は…。Cさんに、『学生』、嫌って、拒否されてしまいました…」

「そうだったの」

「なんでだろう、一生懸命関わってたのに、急に…。最初はいろいろ話そうとしてくれていたのに…」

★Point 27
言いたくないようなことでも、教師に正直に伝えられることは強みです

★Point 28
はじめのうちは、患者と良好な関係ができていました

学生の直接的経験（学生が経験したこととその思い）

- 看護師をめざして、看護の勉強を頑張っている
- 患者に少しでもよい状態になってもらいたいと、患者のために役立とうと思っている
- 看護問題として「構音障害」を挙げ、患者が少しでも言いたいことが伝わるよう考え計画を立てている
- 患者のベッドサイドに行く時間を多くとり、積極的に関わっている
- 患者から「学生、嫌……」と言われ、自身との関わりを拒否された
- 患者に拒否され、ショックを受け、何を言っていいかわからず、患者に何も言わずスタッフステーションに戻ってきてしまった
- スタッフステーションで落ち込んでいるところ、教師に、何かあったのかと話しかけられた
- 一生懸命、患者に関わってきたのに、なぜ拒否されたかわからない
- とまどい、落ち込んでいる

現場で起きたことと患者の思いの推測

- 患者は学生がついてくれて、はじめのうちは、学生の積極的な関わりに好意を抱いていたかもしれない
- 患者は長時間、学生と一緒の時間が続き、しんどくなってきたのではないだろうか
- 患者は伝えたいことが特にないときでも、学生にあれこれ質問され、うっとうしく感じてきたのではないだろうか
- 患者なりに、ずいぶん我慢してからの「嫌」だったかもしれない
- 学生を拒否してしまい、患者も辛い思いをしているかもしれない
- 患者は構音障害が原因でうまくしゃべれないことで、学生を傷つけないよう丁重に断ることができず、学生に悪いことをしたと感じているかもしれない

学生の強み
- まじめで一生懸命学業に励み、成績がよい
- 母親が看護師で、身近にロールモデルがいる
- 看護師にあこがれている
- 患者に何かしてあげたいと強く思っている
- 頑張り屋で積極的
- 患者の様子や小さな変化に気づける目、感性がある

学生の課題

個人の特性
- 自分がやらないといけないと思ったことにとらわれ、周りが見えなくなる
- 教科書で勉強した看護方法を個別性を考えずあてはめようとしている
- 患者本位でなく自分本位で看護しようとしている

学習上の課題
- 患者の背景や性格など、その人を理解すること、またそれらをアプローチに活かすことができていない

学生の学習可能内容
- 患者の背景や性格、今までの人生など、その人を総合的に理解すること
- 患者理解を看護アプローチに活かすこと(患者との距離感)
- 患者の病態、身体状況、その日のしんどさや調子に合わせた関わりをもつこと
- 患者の気持ち(本音)を察すること、自分の考えとのズレに気づくこと
- 自分の性格や考え方の傾向

●教師の意図

　実習目標①、④の達成を意図し、学生が自分の傾向を把握したうえで、患者の今までの生き方や価値観を踏まえ、患者の状態をどう理解してどのように関わればよいかを学習できるよう促す。

● その後の展開

💬 学生の発言・🗨 教師の発言	教師の意図	
💬 なんでだろう、一生懸命関わっていたのに、急に（断られた）…。最初はいろいろ話そうとしてくれていたのに……		
🗨 私も高橋さんが頑張っているの、見てましたよ。学校で習った知識を活かして、少しでもCさんが言いたいことを伝えられたらって思いが伝わってきました 最初は、Cさんも答えてくれてたんですね。じゃあ、何かあったのかしら、その頃から、今日まで、Cさんに変化はなかった？ 小さいことでも気づいたことはある？	まずは学生が頑張っている姿を認めよう。そのうえで、患者との関わりのなかで、患者の変化に何か気づいていないか、振り返り考えてもらおう	★Point 29 落ち込んでいる学生に対して、すぐに原因追及をしないで、最初に学生の強みを伝えているところがポイント。頑張っていることをわかってくれている教師に対しては、学生も素直に話がしやすいものです
💬 最初のうちは、単語だけど、伝えたいことを一生懸命自分から言ってくれていました。笑顔で。だから私も一生懸命聴いて、そうしていたら、少しCさんが言っていることが聞き取りやすくなってきたんです。だから、もっと聴いてあげようと思って、なるべくベッドサイドにいるようにしました。でも、だんだん、Cさんが目をつむってる時間が増えたり、「し・ん・ど・い」とかネガティブな言葉が聴かれるようになりました		★Point 30 学生の直接的経験を丁寧に聴いています。まずは「オープンリード」。この教師の発問を受けて、学生の次の発言につながっています
🗨 そんな変化があったんですか。高橋さんは、Cさんの変化をどうとらえたの？	最初は笑顔だったのが、だんだん目を閉じる時間が長くなったり、ネガティブな発言がみられたりしていた変化には気づけている。一方、自分は、関わり時間が長くなると、不明瞭な患者の発語に耳が慣れ、聞き取りやすくなってきたことに、学生として達成感や満足感みたいなものを感じたのかな？ 患者はテンションが下がる、学生は逆にテンションが上がる、このズレには気づけてないかもしれない じゃあ、気づいている患者の変化をどうとらえ、関わり方をより積極的にしていったのか確かめてみよう	
💬 はい。しんどいときやひと眠りして目が覚めたときこそ、人に頼んだり、伝えたりしたいことが出てくるんじゃないかと思って、そのときにCさんが困らないようにできるだけそばにいるようにしていたんです		
🗨 高橋さんは、Cさんが困らないようにと思って、なるべくそばにいるようにしたんですね。患者さんはどう思ってるんだろうって確認したり、思いを巡らせたりしたことはある？ Cさんは元々どんな性格って娘さんは話されてましたっけ？	なるほど、しんどいときこそ、誰もそばにいないと困るのではないかと考えたのか。一般的にはそうかもしれない。でも患者の元々の性格的なこと、娘さんから聞いた、無口で1人が好きという性格を踏まえられていないな。そこをついてみよう	★Point 31 学生の直接的経験を聴きながら、この経験を通して、何がこの学生にとっての学習可能内容なのか、どこに焦点を当てたらよいかを絞り込んで発問していきます

💬 学生の発言・🗨 教師の発言	教師の意図
💬 Cさんがどう思っているか確認ですか？……いえ、したことはありません もしかして、私はCさんのためによいことと思ってやってたけど、Cさんは、ずっとそばにいられるのが嫌だったんでしょうか？　そういえば、娘さんがCさんのことを無口な性格で、1人の時間が好きな方って話してくれました ……あ〜、私、Cさんの1人の時間を奪っていたのかもしれません…	
🗨 ん〜、もしかすると、そうかもしれませんね。Cさんに、素直に聞いてみたらどう？ 最初、よい関係だっただけに、Cさんも、拒否してしまったことを高橋さんに悪いことをしたかなと思っておられるかもしれませんよ そのうえで、Cさんとの距離感を考えながら、訪室時間や話す内容、タイミングなんかを考えてみたらどう？	今、患者の性格と今回の変化が結び付いたかな。でも、このままだと、反省→後悔で終わってしまい、トラウマになってしまうかもしれない 患者もよくしてくれた学生に「嫌」ってことしか言えなくて、苦しい思いをしてるかもしれないから、そのことを解消するためにも、もう一度、学生が患者と話ができ、今後の関わり方を考えられるよう促してみよう

● 展開のポイント

　教師のとらえている「学生の強み」を言葉で伝えることで、患者に拒否されたと感じて落ち込んでいる学生の気持ちをまずきちんと受け止めることが大切です。そのあとで、最初は答えてくれていた患者が、学生を拒否した場面に焦点を当てて、リフレクションを促していきます。

　学生の反応を見ながら、タイミングを見て'I'メッセージで教師の考えを伝えて、今後の関わり方を考えられるようにするとよいでしょう。

解説事例4 患者に自らの価値観を押し付ける学生
―積極性が空回り

患者情報

Dさん、72歳男性。40代から2型糖尿病を患っており、内服薬でコントロール中であった。来院時、右第4・5足趾の糖尿病性壊疽を認め入院となり、その後、第4・5足趾の切断術を受けた。糖尿病性神経障害も合併している。現在の安静度は、免荷で車椅子移乗可能となった。離婚歴あり、現在1人暮らし。両親はすでに他界し、弟がいるものの連絡はとっていない。仕事は日雇いの土木作業員。会社の寮で暮らし生計を立てている。性格は短気。HbA1cは8％台で経過。

学生情報

田中さん、21歳女性。3年次の母性看護学実習、精神看護学実習、老年看護学実習が終わり、現在、成人看護学実習中。大学では、自らリーダー役割を名乗り出るような積極的な性格であり、明るく明朗、正義感が強い。成績は真ん中よりやや上。学年の国家試験対策委員である。母性看護学実習、精神看護学実習はグループメンバーの面倒をよくみていたとのことであった。

★Point 32 こういった前向きなキャラクターは強みと言えるでしょう

★Point 33 面倒見がよいことも強みです

実習目標

① 患者およびその家族との援助的関係を成立発展させることができる
② 慢性疾患の病態、検査、治療過程について理解し、適切な看護支援について考えることができる
③ 患者および家族のセルフケア・マネジメントへの支援について考えることができる
④ 成人期の特徴を踏まえ、慢性疾患をもつ対象を全人的に理解し、個別性を配慮した看護過程が展開できる
⑤ 看護専門職としての適切な姿勢・態度を養うことができる
⑥ チーム医療における看護専門職の役割と多職種との連携を学ぶ
⑦ 自己を振り返り、今後の学習の方向性を明確にできる

出来事

実習初日、受け持ち1日目にDさんは腰椎麻酔で右第4・5足趾の切断術を受けた。学生は、受け持ち患者に十分なコミュニケーションをとる間もなく、情報収集や、術前、術後のケアに励んでいた。

実習受け持ち3日目。学生はお昼の休憩後、突然、受け持ち患者の変更を教師に願い出た。なぜ、受け持ち患者を変更したいのかと教師が尋ねたところ、学生は泣き出した。教師は、学生を控室に呼び入れ、話を聴くこととした。

★Point 34 まじめに取り組んでいる

★Point 35 言いにくいことでも教師にコミュニケーションを図れることは強み

「何があったのか聴かせてくれますか」

「お昼休憩をとるために階段を下りて休憩場に移動中、中庭に出たところで車椅子に乗ったDさんに出会ったんです。その膝の上には白いビニール袋が乗っていて……」

「……」

「『ごはん、食べましたか？』と声をかけたところ、Dさんは慌てて寝衣の中にビニール袋を隠されたんです。その袋のなかにジャムパンが入っていたのが見えたので、『ダメじゃないですか！ ジャムパンなんか食べて！ そんなことをしていると、足の趾がなくなって歩けなくなりますよ！』と言ったところ……」

> ★Point 36
> 患者を非難していますが、その根底には患者のことを心配している心情があるのでしょう

「どうなりました？」

「Dさんは『おまえなんか、もう来るな！』と腹を立てられて、車椅子を自走してその場を離れられたんです」

🔖 学生の直接的経験（学生が経験したこととその思い）

- 実習初日から、受け持ち患者のケアを一生懸命行なってきた
- 午前中に、受け持ち患者に食事療法について説明したところであった
- 受け持ち患者は、自分にビニール袋の中身が見えないように隠したのを見た
- 受け持ち患者のことを思って、ジャムパンを食べてはいけないと注意しただけなのに、患者を怒らせてしまった
- 「おまえなんか来るな」と受け持ち患者に言われ、受け持ちを続けることができなくなったと思い、辛い気持ちでいる

🔖 現場で起きたことと患者の思いの推測

- 右第4・5足趾を失った
- 術後3日目のため創部痛がある。また、体調が思わしくなかった可能性がある
- 食事療法については、これまで何度も指導を受けてきた
- 学生に歩けなくなると「脅された」と感じたかもしれない
- 働けなくなるのではないかという不安があるのではないか
- 足の趾がもっとなくなると言われてショックだっただろう
- ジャムパンはカロリーが高く、食べないほうがよいことはわかっているけれど、右足趾の手術をしたストレスからか、無性に食べたくなり購入してしまったのだろう
- 何とか食べないでおこうと思っていたが、見つかってしまってバツが悪いだろう

- 学生にわかっていることを指摘され、思わず「おまえなんか来るな」と言ってしまったのではないか
- 学生に「来るな」と言ってしまったことは大人げなかったと少し後悔しているのではないか

学生の強み
- 明朗活発であり、正義感が強い。
- 他者に積極的に関わろうとする姿勢がある
- 患者のことを自分なりに考えている
- 受け持ち患者の変更を願いでることができている
- 自分の発言を振り返ることができている

学生の課題

個人特性
- 自分の価値観を強要することがある

学習上の課題
- 患者の気持ちに配慮したコミュニケーション力が不足している
- 患者の病態を理解し、適切な看護支援が実施できない
- 患者のセルフマネジメントを考慮した支援について考えることができない
- 慢性疾患をもつ患者を全人的に理解できない。ならびに個別性を考慮した看護を展開できない

学生の学習可能内容
- 患者の病態（治療経過など）
- 患者の気持ちを配慮したコミュニケーション
- 出来事の振り返りから慢性疾患をもつ患者の理解

● 教師の意図

　実習目標の②、④の達成を意図し、慢性疾患をもつ患者の心情についての理解と学生の発言が患者にどのような影響があるか振り返ることを行なう。そして、この経験から患者の病態と慢性疾患をもつ患者の理解と看護について学習を促す。

● その後の展開

💬 学生の発言・💬 教師の発言	教師の意図
💬 田中さん、Dさんはなぜ寝衣の中にジャムパンを隠したんだと思いますか？	まずは、実際に出来事のなかから、隠れている患者の思いについて一緒に考えよう
💬 たぶん、私に見られたくなかったんだと思います	
💬 なぜ、田中さんに見られたくなかったんでしょうか？	患者の行動から、患者の思いや考えていることを、学生に考えさせる
💬 見られると怒られると思ったんだと思います	
💬 Dさんは、田中さんが怒ると思ったから隠したと思うんですね	
💬 そうだと思います	
💬 なぜ怒られると思ったんだと思いますか？	
💬 それは自分に糖尿病があって、間食をしたら悪化することを知っているからだと思います。午前中にも、Dさんと食事の話をしたばっかりなんです	
💬 糖尿病が悪化すれば身体にどんな影響があるかDさんは知っていると思いますか？ そうですね。ジャムパンを食べると血糖値は上がる可能性がありますね	患者の行動変容における知識部分について確認している
💬 もちろん知っていると思います。神経障害もあって今回、足の趾も切ることになったのに知らないとは思えません	
💬 Dさんは、足の趾を切断するという手術をして糖尿病の怖さがわかっているのに、なぜジャムパンを持っていたんでしょう	患者の行動変容における感情部分について確認している
💬 わかりません…	
💬 ダメなことだとわかりつつ、でも止められないことって、田中さんにはありませんか？ 勉強しないとと思いつつ違うことをしてしまったり、ダイエットしようと思ってもおやつを食べてしまったりということはありませんか？	患者の心情を考えるうえで、自分の体験をもとに考えさせる
💬 あります……。あります。実習記録を書かなきゃいけないのに、ついゲームをしてしまうことがあります	
💬 やらないといけないことだけど、できないことってありますよね	
💬 自分の意志が弱いなぁ、情けないなぁって思います	
💬 それでできなかったとき、どんな気持ちになりますか？　自分を責める感じでしょうか？	

★Point 37
辛い気持ちでいるだろうと推測しているので、その気持ちを受け止めるところから入ることが多いのですが、今回は学生の成績が中より上であることなどから、**内容から入っても受け止める力**があるとアセスメントしました。このように、ときには**直接的経験に焦点を絞った質問から導入**する方策もあります
学生の反応を見ながら、対話を進めていくとよいでしょう

💬 学生の発言・🗨 教師の発言	教師の意図
💬 そうですね。何か罪悪感がありますし、自分のことが何もできないような人間に思えます	
🗨 田中さんはそんなふうに思うんですね。私もそう思いますじゃあ、Dさんは、自分でも情けないと思っているのに、さらに、田中さんに叱られて、歩けなくなると言われて、どんな気持ちになったでしょうね？	学生の発言を肯定し、もう一度学生が言った言葉について考えさせる
💬 あ…。私は言い過ぎたかもしれません。じゃあ、どう言えばよかったんでしょうか？	
🗨 そうですね。私ならDさんの食べたいって気持ちは普通のことだと思うので、「病院食ばっかりだと甘いものとか食べたくなりますよね」ってまずは受け止めると思います	まずは、患者の気持ちを受け止めることについて気づいてもらう
💬 でも、それじゃあ、間食するのを止められないんじゃないんですか？	
🗨 食べたいという気持ちは注意してもなくならないものですよね。食べちゃだめなのはDさんもわかっていますよねそれよりは、食べたいという気持ちを受け止めて、食べてもよいものを一緒に探すほうが、Dさんは受け入れやすいんじゃないでしょうか	
💬 ……はい、そう思います	

★Point 38
学生からの問いかけに対して、ここでは'I'メッセージで、教師の解釈を述べています。学生に、「どう思うの？」と再度聞き返して、学生の考えを聞いたうえで、'I'メッセージにつなげるほうがよいと判断することもあるでしょう

★Point 39
学生の疑問に対して、やはり'I'メッセージで、教師の考える患者教育について述べています。そのことによって学生の思考を拡げることを意図しています
教師との対話を通して、学生は未来に看護師になる自らの判断力の幅を増やしていくのです

●展開のポイント

　学生が陥りがちな、自分の価値観を患者に強要することによって起こった「**患者に拒否された事例**」から、患者の気持ちを推測させ自分の言動をリフレクションさせることによって、事象を前向きにとらえ直すことを想定しています。その後の展開は、実際の事例をもとに展開しています。このような会話を続けていくことによって経験型実習の学びが得られるでしょう。

解説事例 5　患者の状態をアセスメントできない学生
―情報収集がわからない

患者情報
　Eさん、69歳男性。仕事は退職し、妻と2人年金暮らし。2型糖尿病で内服治療中であったが、HbA1cが9.8％と増悪し、今回、インスリン注射導入目的で入院。糖尿病性腎症3期、糖尿病性神経障害あり。肥満、高血圧、脂質異常症あり。

学生情報
　渡辺さん、22歳男性。1年間休学後、復学した。成人看護学実習中。知識不足や理解するまでに時間がかかるとほかの領域実習の指導者から申し送られている。患者との関係性はよい。明るいが少々軽い印象。

★Point 40
学生らしい明るさは強みです

実習目標
①患者およびその家族との援助的関係を成立発展させることができる
②慢性疾患の病態、検査、治療過程について理解し、適切な看護支援について考えることができる
③患者および家族のセルフケア・セルフマネジメントへの支援について考えることができる
④慢性疾患をもつ対象を全人的に理解し、個別性を配慮した看護過程が展開できる
⑤看護専門職としての適切な姿勢・態度を養うことができる
⑥チーム医療における看護専門職の役割と他職種との連携を学ぶ
⑦自己を振り返り、今後の学習の方向性を明確にできる

出来事
　実習が始まり、1週間経過時点で、アセスメント内容を確認すると、すべての項目に「情報不足であるため情報収集を継続していく」という内容の記録はあるが、2週目後半までに、情報の追加がなく1週目後半とほぼ変わらない内容であった。アセスメントしている部分も患者の思いを確認せず憶測での解釈になっていたり、根拠のないままの解釈になっている。アセスメントをしないまま、疾患名から考えられる看護問題は抽出しているが、患者の状況に合っていない。看護計画も教科書に書かれているような一般的なプランは挙げられるが、個別性に関しては考慮されていない。この状況を見て、教師は、個別に面談指導を行なうことにした。

「記録をみたら、進んでないみたいだけど、どうしたの？」

「看護過程って、どう書くんでしたっけ？」

「まあ」

「1年間休学したんで、ずいぶん前に習った気もするけど、忘れてしまって……。でも。まあ、とりあえず情報のところを埋めなければと思うんですけど、なんか書けなくて……」

★Point 41　言いにくいことを、教師に正直に話すことができています

★Point 42　とりあえずでも、わからないなりにやろうとしています

学生の直接的経験（学生が経験したこととその思い）
- 患者との関係性はよく、コミュニケーションはとれていると思った
- 実習経過2週間経過時点で、看護過程の情報部分が記載できなかった
- 看護過程は1年以上前に習ったがやり方を忘れてしまっていて、どう書いていいのかわからなかった
- わからないなりに、教科書を調べ、病名が同じ事例から看護問題、計画をひっぱってきて記録を書いた

現場で起きたことと患者の思いの推測
- 患者は、学生のためと思って、なんでも話をしてくれており、できるだけ協力しようと思ってくれているのではないか
- 患者は、学生が自分の情報を整理できていないということは知らないだろう

学生の強み
- 明るい性格で患者との関係性がよく、よくコミュニケーションをとれている
- わからない、忘れていると素直に教師に言える
- わからないなりに、自分でどうにか記録しようとしている

学生の課題

個人の特性
- 理解するまでに時間がかかる

学習上の課題
- 看護過程自体、どういうものかについて復習が必要である
- 患者と話した内容（情報）を整理できてない。話しっぱなしで終わっている
- 患者の疾患や治療に関する知識が不足している
- 個別性という考え方が欠如している

学生の学習可能内容

- 患者との関わりのなかから、必要な情報を見抜き、取り出し、看護の情報として扱うこと
- 情報の整理の仕方、書き方
- 情報の意図的な取り方（収集の仕方）
- 看護過程全体の復習

● 教師の意図

　実習目標④の達成を意図し、学生のレディネスに合わせ、基本的な知識を確認しつつ、情報を整理できるよう具体的に誘導していく。

● その後の展開

💬 学生の発言・🗨 教師の発言	教師の意図
💬 まずは情報のところを埋めなきゃと思うんですけど、なんか書けなくて……	
🗨 私には、渡辺さんがEさんとは、よくコミュニケーションがとれてるように見えるけど、そのなかに大事な情報が含まれていないの？	学生は患者との関係性がよく、コミュニケーションをとっている気がするけれど、何を話しているのかしら？　会話のなかにある重要な情報に気づけないのかな？
💬 そうなんですよ。Eさんと話は結構してます。聞いたら何でも話してくれてどんどん会話は弾むんですけど、話があっちこっち飛ぶんですよ。病気もたくさんあって、会話しながら、何をどう聞いていけば必要な情報をとれるのか、もう頭が、ごちゃごちゃになってしまって……	
🗨 Eさんは、渡辺さんの勉強のために、いろいろ話してくれてるんでしょうね。情報が多すぎて、話した内容を整理しきれてないのかな？　それはもったいない。せっかく、情報を整理しやすいようにゴードン(Gordon M)の枠組みをつかってるんだから、それにあてはめて整理する練習をしてみましょうかじゃあ、まず、Eさんの1つ目の領域の健康管理や健康への考え方に関係するようなことから、これに関連するようなこと、話されてなかった？思い出してみて	患者がいろいろ話しすぎてわからなくなっているような口ぶりだけど、患者は学生のために貴重な話をしてくれているので、それを活かせないのは、自分の勉強不足ということはわかってもらいたい 1年休学して「看護過程」のことをすっかり忘れているみたいだから、1つひとつ、時間をかけて丁寧にやっていったほうがよさそう。プロセスに沿って、実際考えがまとまるようファシリテートしよう。まずは、頭のなかから必要な情報を引っ張り出して、枠組みにあてはめ、整理するところから始めよう
💬 えーっと、そういえば、若いころは、すごい暴飲暴食してて、それでも自分は体が丈夫だから病気になるわけがないって思っていたって言われてました	

★Point 43
実習記録が書けていないのが気になる学生に対して、コミュニケーションはよくとれているように見えるというその強みを最初に伝えることによって、学生に安心感を与える効果があります

★Point 44
学生の言葉を受けて、それを責めるのではなく、情報が多すぎて整理がつかないのかと予測を立て、もったいないので一緒に情報の整理をしようと問いかけています
この事例では、休学していた学生の背景を考慮し、丁寧に関わるほうがよさそうと教授型（指導型）の方法を選んでいます。学生の状況をどのようにアセスメントするかで、自立を促すためにあえて突き放して見守るか、ヒントを出して考えさせるか、今回のように丁寧に関わるかを判断します。教師の状況判断力が問われるところです

💬学生の発言・💬教師の発言	教師の意図
💬それは大事なS情報じゃないですか、すぐ書いてみて ところで、S情報ってわかる？	大事なS情報、ピックアップできました。よかった。すぐに書いてもらおう 基本的な知識も確認しながらやっていこう
💬（持参の教科書を開いて）主観的情報って書いてあります。Eさんの言ったことですね	
💬そう。渡辺さん、Eさんとしっかり話をしているんだから、この枠組みに沿って、今みたいに、あてはまるEさんの言葉を思い出して、1つひとつ書いていってみて。そのときに、S情報とO情報をきちんと区別してね	この要領で、領域1つひとつについて、ゆっくり整理してもらおう
💬わかりました。やってみます	
💬そうしたら、関連する情報がひとまとまりになって、見えやすくなるから、ほかに何の情報を把握しておくべきかも見えてくるはず。そしたら、今度は意図的な質問ができるようになると思うよ。でも、とりあえず、現時点で渡辺さんが頭のなかにもっている情報を、ゴードンの枠組みで、整理することから始めましょう。そこまでできたら、1回、見せてください。1つひとつステップを踏みながら身につけていきましょう	アセスメント → 問題抽出 → 計画まで、バラバラではなく一連のものということも伝えたいけれど、一気に多くのことは入りそうにないから、ここは我慢して、とりあえず、今日は、情報収集の段階が理解、記載できるところまでをゴールにしよう。その次は、また明日以降に段階を踏みながら付き合うことにしよう
💬はい	

●展開のポイント

1年間休学した学生なので、看護過程について忘れている可能性があると推測しつつ、よくコミュニケーションはとれているという強みを最初に伝え、そのなかに大事な情報が含まれていないかと確認の質問をして、気づきを促していきます。情報が多くて頭がごちゃごちゃになっているという学生の言葉を受けて、批判的な発言はしないで、'I'メッセージで患者が学生のためにたくさん話してくれたのだと思うと伝え、情報の整理を一緒にするための質問・発問をしていきます。学生が思い起こしながら話す内容を受け止めて、一緒に情報を整理したり、語句の確認をしていきます。そして情報をどのように整理していくかを教師の意図とし、励まします。

最初の一歩を踏み出していく支援は丁寧に行なう必要がありますが、コツさえつかめれば学生が自分自身で看護過程を展開していけるようになるでしょう。

解説事例6　自己評価が高すぎる学生
―客観視ができない

療養者情報

　Fさん、40歳男性。仕事中に転落事故のため、頸髄損傷となり、四肢麻痺状態である。神経因性膀胱のため、膀胱瘻造設。2型糖尿病。両親は既に他界しており、主介護者は他県在住の叔父である。Fさんは、バリアフリーの一軒家に1人暮らしをしており、訪問看護、訪問介護、訪問入浴、配食サービスを利用している。視覚、聴覚、認知、コミュニケーションに関しては問題なし。食事は自助具を用いてなんとか摂取できている。排便に関しては、訪問看護師が摘便、浣腸を行なうことによって排泄している。移動については、室内は手動の車椅子、屋外は電動車椅子を利用している。車椅子移乗は、時間をかけて見守りのもと自分で行なっている。

学生情報

　伊藤さん、21歳女性。3年次の領域別実習は終了し、在宅看護論実習中。成績はクラス順位の下方で推移している。**明朗活発で、グループ内ではリーダーシップを自ら発揮するタイプ**である。

> ★Point 45
> 積極的な姿勢は強みになります

実習目標

①療養者の健康状態が日常生活に及ぼす影響や家族が果たしている役割を総合的にとらえるとともに、健康管理および日常生活状況を関連づけて理解することができる
②療養者と家族の生活歴を踏まえて、療養者、家族の療養生活上の課題をアセスメントし、課題解決につなげる看護援助の展開が実施できる
③療養者生活の実際を知り、療養者と家族の生活に応じた援助内容や方法など、在宅看護の特殊性と機能について理解できる
④地域包括ケアにおける多職種、他機関との連携、協働の実際を学び、療養者・家族を支える社会資源の活用について理解できる
⑤看護専門職としての適切な姿勢・態度を養うことができる
⑥チーム医療における看護専門職の役割と他職種との連携を学ぶ
⑦自己を振り返り、今後の学習の方向性を明確にできる

出来事

　療養者との**コミュニケーションは良好にとれ、療養者の受け入れもスムーズ**であった。看護計画の発表は、＃1腸蠕動運動低下、肛門括約筋弛緩による排便困難、＃2四肢麻痺によるセルフケア不足、＃3神経因性膀胱による排尿管理、＃4自動運動不可能部位の褥瘡のリスク、＃5感染リスク、＃糖尿病悪化のリスクを挙げ、**＃1に対しマッサージを行なうなどの介入もできている**様子であった。実習指

> ★Point 46
> 療養者とのコミュニケーションがうまくとれるということは重要

> ★Point 47
> 看護計画に対して介入ができている

導者も特に問題はないとのことであったが、病態から導かれる課題についての勉強不足があるため、指導を要したとのことであった。

実習最終日、実習の学びの発表してもらったところで、下記の会話となった。

「Fさんと良好な関係がつくれた自信があります。Fさんと良好な関係をつくるために、色々な話題を考えてケアを行ないました」

★Point 48
自らに自信をもつことは強みにもなります

「それはよかったわね」

★Point 49
コミュニケーションで色々な話題を考えられているのは強みです

ところが後日、実習指導者から教師に対して、「自己評価がかなり高く、自分を客観的に評価する力の不足を感じる」と助言を受けた。また、「Fさんが学生さんにとても気を使ってくださって申し訳なかった。Fさんから学生の受け入れはしばらくお休みしたいと話があった」とのことだった。学生の自己評価は90点台であった。実習指導者の評価は60点台であった。

教師は、実習終了後、別室で学生の話を聴くことにした。

学生の直接的経験（学生が経験したこととその思い）

- 療養者とはコミュニケーションもとれたし、受け入れもよくて、安心した
- 受け入れがよかったので、充実した受け持ち療養者のケア、特にマッサージを行なうことができた
- グループ内のメンバーよりできたという感触がある
- 療養者との関わりのために色々な努力をしたので、自己評価は90点台を付けた

現場で起きたことと療養者の思いの推測

- 実習指導者の評価は60点台であるのに対し、学生本人は90点台と自己評価が高く、ギャップがある
- 学生は、療養者と良好な関係がつくれたと自信があるのだろう
- 学生は、色々な話題を考えてケアを行なったと自負があるようだ
- 療養者からは学生に気を使って疲れたので、学生の受け入れはしばらく休みたいと申し出があった。事実はそのとおりなのであろう

学生の強み

- 積極性があり、ポジティブ思考である
- これまでの実習で褒められたことを他者に伝えることができる
- 色々な工夫をして療養者と向き合ったことについて報告できる
- 療養者と良好な関係がつくれた自信をもつことができる

学生の課題

個人の特性
- 自己評価が他者評価に比べて過剰に高い

学習上の課題
- 場面を客観的かつ多面的に判断する能力が不足している
- 療養者の言葉の裏側に、何があるのかを推察することができない

学生の学習可能内容

- 脊髄損傷の病態と現在必要なケアとの関連の理解
- 頸髄損傷で自宅療養をしている療養者の心理の理解
- 頸髄損傷で自宅療養を可能にするための社会資源の活用
- 療養者に負担をかけないコミュニケーションのあり方について
- 療養者の羞恥心などの気持ちに配慮した声のかけ方とケア提供の仕方
- 自分を客観的にとらえる
- 出来事の振り返りと意味づけ

● 教師の意図

　実習目標③、⑦の達成を意図し、学生がうまくいったという自己評価を大切にしながらも、療養者への観察や心情の理解の不足について自覚してもらい、看護とは相互関係であることを学習してもらう。

● その後の展開

学生の発言・教師の発言	教師の意図
💬 実習はどうでしたか？	学生がうまくいったと感じている話題から入る
💬 はい。Fさんともうまくやれて、とてもよかったと思います。Fさんに喜んでいただきました	
💬 そうですか…。それはよかったですね。うまくやれた感じがするのですね。なぜ、そんなにうまくいったと思いますか？	うまくいった感じを言葉で表現してもらう
💬 何の話をするかいろいろと考えていったところがよかったと思います	

💬 学生の発言・🗨 教師の発言	教師の意図
🗨 そうですか。そのときのFさんの様子はどうだったんですか？	うまくいった感じが自分だけの感触ではないかを考えてもらう
💬 笑顔でたくさんお話しをしてくださいました	
🗨 そうですか。Fさんはもともとお話し好きなのですか？ どんな話をしたんですか？	
💬 それは知りません 旅行の話とか、私の大学の様子なんかを話しました	
🗨 そうですか。それはFさんが聴きたいという話だったのですか？	実際、その場面において何が起こっていたのか客観的に教師が先にとらえ、学生にアプローチする
💬 それはわかりません。私がいろいろと考えていった話ですよ	
🗨 そうですか。話をしていたときのFさんの様子はどうでしたか？	学生の直接的経験を明確にする発問をし、コミュニケーションで療養者が疲れてしまった可能性について振り返りを促す
💬 あまり見てないのでよく覚えていません。いろいろと考えてきた話を展開していくことに一生懸命だったので……	
🗨 Fさんの様子はあまり見ていなかったんですね。Fさんは外に出たくても、なかなか出ることができない状況ですよね 外の話を聴いてどんな気持ちだったと思いますか？	
💬 外の様子をお話したら、喜んでくださると思っていたんですが、期待していたような反応はありませんでした。黙って私の話を聴いておられました	
🗨 そうですか。Fさんはどういう気持ちだったか聞いてみましたか？	その場面から推測される評価について次に触れる
💬 いいえ、聞いていません…。あー、私は自分が考えたことを一生懸命話したけれど、相手の気持ちについては考えていませんでした	
🗨 両方が話していて楽しい時間を過ごせたのであれば良好なコミュニケーションになりますね	
💬 まあ、そうかもしれません	
🗨 実は、伊藤さんの自己評価は90点台だったのですが、Fさんからは、疲れたので、次から学生をつけないように指導者に言われたようなのです。それで指導者からの評価が60点台と低かったので、気になっていたのです	自己評価についての理解について触れる 自己のリフレクションにつながる助言を行ない、自らを振り返る価値について述べる
💬 お話ができて、マッサージもできたのでよくできたと思っていたので、90点台をつけたのですが、自己満足だったってことですか。それにしても60点台なんて、低すぎます	

★Point 50
Fさんから疲れたので次から学生をつけないように実習指導者に申し入れがあったこと、それを理由に実習指導者からの評価が低かったことを**学生に伝えるタイミング**に注目してください。最初に伝えるのではなく、学生がリフレクションして、相手の気持ちについて考えていなかったことに気づいたタイミングで伝えているところがポイントです

💬 学生の発言・💬 教師の発言	教師の意図
💬 指導者はコミュニケーションが一方的だったことが気になっていた様子でした 自己評価は自分が決めるものですから、もちろん自分で決めていいものです 💬 私は自分の伝えたいことを一生懸命考えてFさんにお話をしていたけれど、Fさんを疲れさせていたなんて、ショックです。でも、相手の反応をもっと確認しながら話を進めていく必要があったということがわかりました 💬 ただ、自己評価は実習の目的目標のレベルに到達したか、そうでないかで評価するものですね 自分の評価は誰と比べてというものではなく、自分を見つめ直すものですね 💬 はい…… 💬 次に活かすためには、自分の課題を自分で明らかにすることで目標ができます 自分がもっと成長するためには、自分を見つめ直す作業がとても大事なので、それをしてみてくださいね！　もっと成長できると思いますよ それにFさんが疲れたので、次からは学生をつけないでくれと言われたのは、すべて伊藤さんが悪かったからということではないと思いますよ 💬 次からは、コミュニケーションをとるときには、相手の反応を確認して、キャッチボールのような会話ができるように努力したいと思います 💬 最終的な評価点については、目標の達成度をルーブリックで評価します。90点には届きませんが、コミュニケーションについての自分の課題にも気づけたようなので、指導者さんの評価点より高くなりますよ 💬 はい！	

★Point 51
自己評価の高い学生に対しては、高い自己評価をつけることができることを**強み**として認めつつ、根拠を確認し、教員として客観的な評価をしていく必要があります。また実習指導者が（あるいは教員自身が）なぜ低く評価したのかについても根拠を提示し、学生がその評価について納得できるように伝える必要があります

●展開のポイント

　患者の態度や言葉から、気づきにくい自分自身のリフレクションについて代弁することを想定しています。実習指導者の評価と学生の自己評価に大きくズレがあるときには、そのズレの原因を学生と一緒に検討し、最終評価は次に活かせるためにも学生にも納得できるように話をする必要があります。

解説事例 7　患者のアクシデントや急変を自分のせいにする学生―消極的で受け身

療養者情報

Gさん、67歳男性、パーキンソン病で自宅で療養生活を送っている。頸部の筋固縮が著明にあり、前傾姿勢と小刻み歩行、振戦がある。トイレまではなんとか自力で歩行している。合併症として、軽度の認知症、見当識障害が認められている。妻と娘2人の4人暮らし。

学生情報

山本さん、21歳女性。4年次在宅看護論実習中。領域別実習は終了している。大学の成績は真ん中をキープ。内向的で、口数が少ない。グループ内でも目立たず、ただ、いつもニコニコしているような学生である。これまで大きな事件もなく実習を終了してきている。

★Point 52
思慮深く、おしゃべりじゃないと考えると、プラスの印象になります

★Point 53
笑顔は好印象を与える重要な要素です

実習目標

①療養者の健康状態が日常生活に及ぼす影響や家族が果たしている役割を総合的にとらえるとともに、健康管理および日常生活状況を関連づけて理解することができる
②療養者と家族の生活歴を踏まえて療養者、家族の療養生活上の課題をアセスメントし、課題解決につなげる看護援助の展開が実施できる
③療養者生活の実際を知り、療養者と家族の生活に応じた援助内容や方法など、在宅看護の特殊性と機能について理解できる
④地域包括ケアにおける多職種、他機関との連携、協働の実際を学び、療養者・家族を支える社会資源の活用について理解できる
⑤看護専門職としての適切な姿勢・態度を養うことができる
⑥チーム医療における看護専門職の役割と他職種との連携を学ぶ
⑦自己を振り返り、今後の学習の方向性を明確にできる

出来事

本日、入浴介助のため療養者宅に訪問看護師とともに同行訪問した。家に着くと介護士が待っていて、3名で入浴介助を行なった。
　療養者の訪問看護が終了し、訪問看護ステーションに帰ってきた。学生の元気がなかったため、教師から話しかけた。

「元気がないようだけど、どうかした？」

「それが、受持ち患者のGさんが転倒しかけたんです」

「え、それでどうしたの？」

「浴室から脱衣所に出たとたん、Gさんがよろけて転倒しかけたんです。訪問看護師さんと介護士さんがとっさに倒れないように受け止めたため無事だったのですが……」

「無事でよかったわね」

「じつは昨日、別の方のお宅を訪問した際、状態が悪化して緊急入院となったんです……。Gさんが転びそうになったのも、とってもこわかった。私はなにもできなくて…手を出すことができなかった」

「……」

「私が関わる患者さんは具合が悪くなるんです。受け持ち患者さんが急変して入院することになったのも自分のせいです。私は関わらないほうがよいのではないでしょうか……」

★Point 54
患者が怪我をするのがこわいと思うのは大切なことです

★Point 55
何もできなくて悔やむことで次につながるでしょう

★Point 56
何でも自罰的だと落ち込みやすくなりますが、自分のせいだと思うことはリフレクションにつながります

と言い出した。そのため、別室に学生を呼び入れ、話をすることとした。

学生の直接的経験（学生が経験したこととその思い）

- 前日、受け持ち療養者さんが状態悪化のため、緊急入院となったため、受け持ち療養者ではないGさんのお宅に訪問した
- 入浴後、Gさんのほうを向いて後ろに下がりながら、脱衣所に出たところでその足が滑り転倒しかけてこわかった
- 介護士と訪問看護師が全身で受け止めたため、転倒せずに済んだ場面を見た
- 学生の自分は何もできなかった
- 前日の受け持ち療養者が状態悪化のため、緊急入院となった
- 自分が関わる患者は具合が悪くなるんじゃないかと思っている

現場で起きたことと療養者の思いの推測

- 学生と看護師と介護士で入浴介助を行なってくれた
- 入浴は気持ちがよかっただろう
- 転びかけてひやっとしただろう
- 看護師と介護士が支えてくれたので、転ばなくてよかったと思っただろう

学生の強み
- 学生の自分はなにもできなかったことを反省することができている
- 転倒せずによかったと思うことができている

学生の課題

個人の特性
- とっさに手を出す反射神経に欠ける
- ショックに対する耐性が低い

学習上の課題
- 転倒のリスクを考えた立ち位置をとることができない
- 高齢者の入浴時、入浴後に発生する事故について事前学習できていない
- 療養者の病態に合わせた看護が実施できていない
- 状況の意味を客観的にアセスメントできない

学生の学習可能内容
- 療養者の健康状態が日常生活に及ぼす影響
- 療養者の療養生活上の課題をアセスメント
- 療養者の生活に応じた援助内容や方法
- 多職種、他機関との連携、協働の実際を学ぶ
- 社会資源の活用

●教師の意図

実習目標⑤、⑦を意図し、学生がショックに思っていることを受け止め、物事を客観的に受け止めるように促し、ショックの軽減を図っている。

●その後の展開

学生の発言・教師の発言	教師の意図
💬 Gさんが転びそうになった場面は、とてもこわかったですね	学生の気持ちを教師が理解していることを知らせる
💬 はい…こわかったです。あのとき、介護士さんと看護師さんがとっさに受け止めてくれなかったらGさんは転んでいました。私は手が出ませんでした	

★Point 57
ショックを受けている学生の気持ちを推測して、共感的に関わることにより、学生の感情が出せるように関わっているところがポイントです

💬 学生の発言・🗨 教師の発言	教師の意図
🗨 そうですか…介護士さんと看護師さんが受け止めてくれてよかったですね 介護士さんと看護師さんはなぜとっさに受け止められたと思いますか？	事故につながらなかったことを学生と一緒に喜ぶ とっさの対応ができなかった学生のリフレクションを促す
💬 わかりません…	
🗨 山本さんは、手が出なかったけれども、介護士さんと看護師さんは手が出た。その違いはなんでしょう？	
💬 あ、それは、たぶん倒れる可能性を予測していたんだと思います	
🗨 そうですね。パーキンソン病の患者さんが転倒する可能性については山本さんも考えていたことでしたよね	学生の力を認めた言葉かけを行なう
💬 私も考えてはいましたが、実際に起こるとは思っていませんでした 自分の受け持ち患者さんが急変して入院してしまったし、Gさんが転倒しそうになったのも、私のせいです。私のせいで患者さんが悪くなったんです	
🗨 自分のせいのような感じがするんですね。患者さんの急変はあなたのせいではありませんよね。山本さんもわかっているはずです	学生の気持ちに寄り添う言葉かけを行ない、客観的に、その出来事を評価する
💬 はい。でも疫病神のようで、患者さんに関わることがこわい気がします	
🗨 こわかったことが続いているので、そんな感じがするのかもしれませんね 客観的に物事を考えることが大切ですね 山本さんにとって、とても辛いことだとは思いますが、時間をかけて、そこでなにが起きたのか、とらえ直すことが必要だと思います 今回の場面について、プロセスレコードを書いてみませんか。そのうえでもう一度今回のことを一緒に考えてみましょう	これからの学生の過ごし方について助言する 学生が過度の一般化をして、自分を責めているような場合、クールダウンのために、一度1人で振り返ってもらい、その後に再度面接をすることで、冷静にリフレクションが進むことがある
💬 はい。わかりました。少し頭を冷やして書いてみます	

★Point 58
直接的経験を想起してもらう発問です。リフレクションにつなげていくために、責める口調ではなく、学生の気持ちに添いながら、丁寧に聴いていくことが大切です

● 展開のポイント

　患者の気持ちを推測させ自分の言動をリフレクションさせることによって、事象を前向きにとらえ直すことを想定しています。その後の展開のような会話を続けていくことによって、経験型実習教育の学びとなるでしょう。

解説事例8 ケア後にクレームの対象となった学生
―誰のための看護かがズレている

療養者情報

Hさん、72歳女性。統合失調症。長年、入院生活を送っていたが、現在は、精神障害者グループホーム〔共同生活援助（グループホーム）〕で療養生活を送っている。行動は緩慢で、受け答えもゆっくりである。現在、幻聴、幻覚の訴えはない。両親は既に他界。兄弟や親せきとは連絡をとっていない。訪問看護を受けながら内服治療中である。表情は乏しく、自己主張は少ない。掃除や食事の準備など、日常生活のほとんどを介護士に頼っている状況である。

学生情報

中村さん、21歳女性。3年次の領域別実習は終了し、在宅看護論実習中。成績は優秀で、まじめ。明朗活発ではあるが、グループ内では自己主張せず、メンバーシップを遂行するタイプの学生である。

★Point 59　まじめに勉強できることは強みです

★Point 60　ほがらかな性格で活発なのは人によい印象を与えます

★Point 61　メンバーシップを遂行できることも強みです

実習目標

①療養者の健康状態が日常生活に及ぼす影響や家族が果たしている役割を総合的にとらえるとともに、健康管理および日常生活状況を関連づけて理解することができる
②療養者と家族の生活歴を踏まえて、療養者、家族の療養生活上の課題をアセスメントし、課題解決につなげる看護援助の展開が実施できる
③療養者生活の実際を知り、療養者と家族の生活に応じた援助内容や方法など、在宅看護の特殊性と機能について理解できる
④地域包括ケアにおける多職種、他機関との連携、協働の実際を学び、療養者・家族を支える社会資源の活用について理解できる
⑤看護専門職としての適切な姿勢・態度を養うことができる
⑥チーム医療における看護専門職の役割と他職種との連携を学ぶ
⑦自己を振り返り、今後の学習の方向性を明確にできる

出来事

実習開始後、2週間目。本日、受け持ち療養者以外の療養者を訪問した。療養者は1か月程度入浴しておらず、近々、外来受診をひかえており、本日は入浴を促す予定となっていた。

まず、バイタルサインを測定し、症状の有無、残薬および内服状況、食事の摂取状況、睡眠の状態、排便の有無などの確認を行なった。次に、訪問看護師は、「来週、外来受診だから、今日はシャワーを浴びませんか？」と療養者にシャワー浴を促したところ、療養者は「明日入ります。」と答えた。訪問看護師は「明日は訪問しな

いので、今日入りましょう」と再度促したが、「明日入ります」と拒否。「困ったなぁ…」と訪問看護師が苦笑いしたところを見かねた学生は、「私の勉強のために、一緒に入ってくれませんか？」と笑顔で入浴を促した。すると療養者は、自ら立ち上がって浴室に移動。衣服をゆっくりと脱ぎだした。結局、シャワー浴は実施することができた。学生と訪問看護師は、「入浴できてよかったね〜。1か月ぶりのシャワー浴だったね〜」と療養者に言って施設に戻った。

★Point 62
機転をきかせて物怖じせず声かけできることは強みです

「浮かない顔ですね。ステーションで何かあったんですか？」

「……それが、訪問の翌朝、Hさんから訪問看護ステーションに電話があって『昨日は学生さんのために入浴したが、私は実験台じゃない』と抗議されたそうなんです」

「まあ、そんなことがあったんですね」

★Point 63
療養者の言葉にショックを受けることができる感受性は強みです

「私は『そんなつもりじゃなかったんです。すみませんでした』と所長さんに謝罪しました。所長さんは『気にしなくていいよ』と慰めてくれました……」

学生の直接的経験（学生が経験したこととその思い）

- 受け持ち療養者ではない療養者を訪問した
- 訪問看護師がシャワー浴を促しているにもかかわらず療養者が聞き入れてくれずに困っていた
- シャワー浴の介助がしてみたかった
- 機転をきかせて、学生の勉強のためにとお願いしたら、シャワー浴に応じてくれた。嬉しくて、誇らしい気分だった

現場で起きたことと療養者の思いの推測

- 近日中に、外来受診がある
- 1か月ぶりに明日、入浴しようと覚悟を決めていたかもしれない
- 看護師が、自分（療養者）が予定していなかったシャワーに入れと言った
- シャワーに入ることは、自分にとって都合の悪いことが起こると思っていたかもしれない
- 看護師が知らない学生をつれてやってきたことで警戒したかもしれない
- 知らない学生とシャワーに入らなくてはならない（裸にならなければならない）のは本当は嫌だったかもしれない
- 学生の勉強の役に立ってやってもいいと思って、シャワー浴に応じたのだろう
- シャワー浴の後、学生が勉強になりましたと感謝の言葉も述べないで、「入浴できてよかったね」と押しつけがましく言われたので、なんだか実験台にされたような気がして不愉快になったのだろう

🔖 学生の強み

- まじめな勉強家である
- 看護師が困っている場面を見て、機転をきかせた言葉が言える
- 学生の立場を利用して、療養者にお願いをすることができている
- 初めて出会った療養者と人見知りもせずコミュニケーションをとることができている
- 療養者の訴えを受けて学生として所長に謝罪することができる

🔖 学生の課題

個人の特性

- 療養者の言葉にショックを受け、一喜一憂してしまう

学習上の課題

- 療養者の気持ちを考えたうえでのコミュニケーションを行なうことができていない
- 療養者の言葉の裏側に、何があるのかを推察することができていない

🔖 学生の学習可能内容

- 療養者の病態(統合失調症の症状、治療と副作用、看護など)
- 療養者の生活歴を踏まえた療養生活上の課題のアセスメント
- 学生に勉強のためと言われて、シャワー浴を受け入れたあとにクレームの電話をしてきた療養者心理の理解
- 療養者の強み(予定外のことを受け入れる、クレームを言うことができる)に気づく
- 出来事の振り返りと意味づけ

● 教師の意図

実習目標②の達成を意図し、療養者に批判されたという経験を、療養者の心情や生活歴、健康的な側面についての理解を促すための経験に変えていく。

●その後の展開

🗨学生の発言・🗨教師の発言	教師の意図
🗨Hさんの入浴ができてよかったですね	まずは、入浴できたことを認めよう 療養者が電話で発した言葉から、アプローチしよう
🗨でもHさんに学生の実験台にされたと怒られてしまいました…。訪問看護師さんにも迷惑をかけてしまいました	
🗨なぜ、実験台にされたとHさんは言われたんでしょうね	相手（療養者）の気持ちを気づかせる発問で、その場面を振り返る機会にしよう
🗨私が、自分の勉強のために入浴してくれないかとお願いしたからだと思います	
🗨そうですね。学生の勉強のためにと説明したからかもしれませんね。あなたがHさんだったら、どんな気持ちがしたでしょうね	相手（療養者）の気持ちに気づいてくれたので、次は、療養者の強みを学生の立場から考えてもらおう。療養者の強みを引き出すことができたこと、療養者の強みを発見できたことは、とても評価できることだととらえ直してもらおう
🗨同じ気持ちになったと思います	
🗨でも、そのときはなにも言わず自分から入浴してくださったんでしょう？	
🗨……はい	
🗨中村さんのお願いを聞いてくれて、あなたの勉強のために入浴してくださったんですよね。それって、Hさんは学生のあなたのことを考えてくださるということができたということですよね。すごいことだと思いませんか？	
🗨そうですね…	
🗨なぜHさんは訪問看護師さんに、明日入浴するとおっしゃったんでしょうか？ その理由は聞きましたか？	精神科疾患をもつ患者の苦手を克服しようとする過程を、他者の立場から認めることの必要性を考えてもらう
🗨いいえ	
🗨1か月ぶりに入浴するために、もしかすると自分のなかで心構えとして日にちを決めていたのかもしれませんね	学生がとったアプローチ方法ではなく、代替のアプローチ方法を考えてもらう機会とする
<mark>Hさんは、どうして1か月もお風呂に入らなかったのでしょう。それはなぜか聴いてみましたか？</mark>	直接的経験の明確化のための質問をしよう
🗨……いいえ	
🗨であれば、Hさんにとって入浴がどんな意味をもっているのか、理解したうえで、話をしてみる必要があったかもしれませんね	

★Point 64
療養者の気持ちや考えを推測することは看護をするうえでとても大切なことです。そのため、教師は学生に「療養者はどうして○○しなかったと思いますか？」とか「なぜ○○しなかったか聴いてみましたか？」と発問することが多くあります。このときに一緒に考えたいので聴いているという雰囲気がないと、学生は詰問されたと感じてしまう可能性があるので、言い方には配慮が必要です

💬 学生の発言・🗨 教師の発言	教師の意図
💬 初めてお会いする療養者さんだったので、情報が十分とれていませんでした	
🗨 中村さんは、シャワー浴の後にHさんにどのように言葉をかけたの？	直接的経験の明確化のための質問をしよう
💬「嬉しかったので、入浴できてよかったねー。1か月ぶりのシャワー浴だったね」と、訪問看護師さんと一緒に言いました	
🗨 そのときのHさんの様子を覚えていますか？	直接的経験の明確化のための質問をしよう
💬 そういえば、もっと嬉しそうな顔をされると思ったのに、釈然としない顔をされていたので、なんだか変な感じがしていました	
🗨 Hさんが釈然としない顔をされていたことは感じていたんですね。Hさんはなぜそんな表情になったと思いますか？	発問で、学生の思考を刺激しよう
💬 わかりません	
🗨 そうね。中村さんの勉強のためにとシャワー浴に応じてくださったのなら、中村さんからは「ありがとうございました」と言われるのをHさんは期待されていたのかもしれないですね	
💬 そうですね……。お願いしてシャワー浴に応じていただいたのに、気持ちよかったと言ってくれないHさんに違和感を感じるなんて、上から目線になってしまっていたかもしれません	
🗨 次の日に、実験台じゃないと電話してこられたということは、Hさんは、これはおかしいと看護師さんに訴えることができているということですよね。それは、もしかすると統合失調症を患っていない方と同じ反応かもしれませんよ。Hさんが、そんな反応を示したということは、喜ばないといけないことかもしれませんよ	学生にとってつらい経験になった療養者の言葉の意味づけを行ない、経験をとらえ直す機会としよう
💬 あ…。そうかもしれません 確かにHさんの強みですね。クレームを言ってくださったので、私が配慮に欠けていたことに気がつくことができました	

★Point 65
直接的経験を思い出してもらい、どうして療養者さんからあとになってクレームが来たのかについて、一緒に考えてみましょうという教師の気持ちが伝わると、学生はリフレクションすることができますが、責められていると感じると途端に「叱られモード」になり、口をつぐんでしまいかねません。「直接的経験の明確化のつもりの詰問」にならないように注意しましょう

● 展開のポイント

　患者や療養者から苦情が入ると学生は非常にショックを受けてしまいます。そのままにしておくと学生は患者に関わることが怖くなるかもしれません。リフレクションすることで、苦情を言われたという主観的な体験を、患者の思いや健康的な側面に目を向け看護的な視点をもてるような経験になるように意味づけしています。

解説事例9　ヒヤリハットに動転した学生
—自身の長所・短所が整理できていない

患者情報
Iさん、48歳女性。悪性リンパ腫で化学療法のため入院中。夫と次男（大学生）との3人暮らし、長男は独立して県外に住んでいる。仕事は専業主婦。性格は穏やかでやや大雑把なところがある。現在、化学療法（R-ESHAP療法）の10日目であり、化学療法の副作用である骨髄抑制期に入っている。吐き気に関してはやや治まりつつあるも、食欲はない。ADLは自立しているが、めまいがあるため検査時には車椅子を使用している。血液データは、WBC：1,160/μL、好中球：250/μL、RBC：263万/μL、Hb：7.8万単位/dL、Plt：2.1万/μLと非常に低い値である。

学生情報
小林さん、20歳女性。3年次の小児看護学実習、老年看護学実習が終わり、現在、成人看護学実習中。学校の成績は、真ん中よりやや下。元気がよく友達は多い。実習グループ内でもムードメーカー的な役割を果たしている。教員や実習指導者に対しても、物怖じはせずハキハキ話す。ときに、患者や教師に対する口調が砕けたものになることがある。小児看護学・老年看護学実習では、患者とのコミュニケーションは良好であるが、そのことが記録にはあまり反映されていないので、もったいないと指導されていたとのこと。

★Point 66
個人特性としての学生の強みです

★Point 67
これも個人特性としての学生の強みです

★Point 68
接遇マナーが十分でないのは課題ですが、気安く話せることは強みでもあります

★Point 69
コミュニケーションで情報収集したことが活かせていないことは課題です

実習目標
①患者およびその家族との援助的関係を成立発展させることができる
②慢性疾患の病態、検査、治療過程について理解し、適切な看護支援について考えることができる
③患者および家族のセルフケア・セルフマネジメントへの支援について考えることができる
④成人期の特徴を踏まえ、慢性疾患をもつ患者を全人的に理解し、個別性を配慮した看護過程が展開できる
⑤看護専門職としての適切な姿勢・態度を養うことができる
⑥チーム医療における看護専門職の役割と他職種との連携を学ぶ
⑦自己を振り返り、今後の学習の方向性を明確にできる

出来事
受け持ち3日目（化学療法10日目）、腹部X線検査へ学生と車椅子で行った後のこと。付き添い看護師はおらず、学生が車椅子を押していた。検査が終了し、帰室途中、車椅子の点滴棒に固定してある輸液ポンプの固定が少し緩みかけぐらついていることにIさんが気づき、学生に伝え、学生は固定を直して何事もなく帰室した。

病室に戻った際、教師が「検査、無事に終わったんですね。お疲れ様でした。」と患者と学生に声をかけると、患者は、「先生、さっき、帰りに学生さんに、これ（ポンプ）がぐらついていて、それを直してもらって、落ちずに済んだんですよ。そばにいてくれると安心だわ。いつも元気に話してくれるし、本当によい学生さんです。」と教師に話した。

★Point 70
患者に対して安心感を与え信頼関係を結べていることは強みです

教師は「あら、そんなことがあったんですね」と言いながら学生のほうを見ると、学生は「あ、はい。本当に落ちなくてよかったです。危なかったです」と、やや元気がなさそうに返答していた。教師は、その後も学生の表情がいつもより硬く、落ち着かない様子だなとも感じていた。また、患者はマスクをしておらず、そのことについては患者・学生とも気づいていない様子であった。教師が学生に患者に手洗いうがいを勧めるように助言すると、学生ははっと何かに気づいた様子であった。その後、まず学生控室で、学生に話を聴くこととした。

★Point 71
事故が起きたかも知れないことに対して反省できることは強みです

「小林さん、さっきの話を詳しく教えてもらえますか？」

「さっき、Iさんと X 線写真を撮りにいってきたんですが、帰り道に輸液ポンプがちゃんと点滴台に固定されてなくて、グラグラしてたのをIさん自身に教えてもらったんです。もし、Iさんもグラつきに気づかなくて、ポンプが落ちてたらと思うとこわくて……」

★Point 72
事故に対して恐怖を感じることができることは強みです

「そう、そうだったの」

「あと、先生に手洗いうがいを勧めるように言ってもらったときに、Iさんがマスクをしてなかったことに気づきました。レントゲン室に行く前にはされてたんですが、向こうで外してしまったみたいです。感染のリスクがあると言われてたのに、ボケっとしていました……」

学生の直接的経験（学生が経験したこととその思い）

- 実習受け持ち3日目にX線検査に付き添った
- 帰りにポンプの固定が緩いことを患者に指摘され、固定し直して事故なく帰室
- 患者のマスクがないことに気がつかなかった
- 患者の上にポンプが落ちなくてよかったと思った。ポンプが落ちたらと思うとこわかった
- 感染のリスクはわかっていたのにマスクを気にしていなかった

現場で起きたことと患者の思いの推測

- 学生がX線検査に付き添った
- めまいがあるため学生が車椅子を押してくれる
- 学生が輸液ポンプのグラつきを学生が直してくれたのが嬉しかったのだろう

- 学生がいつも元気にコミュニケーションをとってくるのが嬉しいようだ
- 「(学生が)そばにいてくれると安心だわ」「助けてくれて元気に話してくれて、よい学生だ」とポジティブに認めてくれているのだろう

学生の強み

- 元気がよい。物怖じせずはっきり話せる。友達が多い
- 患者とのコミュニケーションは良好(気安く会話できる)
- 患者に起きたかもしれない事故に対して、ショックを受けることができる。
- 自らの失敗に落ち込むことができる
- 教師に対して体験(失敗)と心情を話すことができる
- 失敗に対して言い訳をしない

学生の課題

個人特性

- 教師や患者に砕けた口調をとることがある

学習上の課題

- 患者とのコミュニケーション内容(S情報)を記録に反映させるのが苦手である
- 車椅子移動の安全管理の確認(輸液ポンプの固定)ができていない(内容について知っているかは不明)
- 患者の病態に合わせた看護(感染予防)が実施できていない(内容について知っているかは不明)

学生の学習可能内容

- 患者の病態(治療と副作用、治療経過など)
- 患者の病態に合わせた看護(感染予防、易出血性など)
- 車椅子の患者への看護(安全管理)
- 出来事の振り返りを記録すること(リフレクション)

●教師の意図

　実習目標の②の達成を意図し、まずは学生のショックを受け止めつつ、この経験から患者の病態と患者の病態の理解の確認と学習を促す。

● その後の展開

💬 学生の発言・🗨 教師の発言	教師の意図
💬 ……感染のリスクがあると言われてたのに、ボケっとしていました	
🗨 事故が未然に防げて大事に至らなくてよかったわね。Iさんもあなたがいてくれて安心って言ってくださっていたし。感染のことについても気づくことができたんですね もし、ポンプがIさんの上に落ちてたらどうなっていたと思いますか？ Iさんの病気と合わせて考えてみましょうか	学生の表情が暗いため、まずは事故が防げたことを認めよう 今回のことで事故に対してはきっと注意するようになるだろう。十分ショックを受けているみたいなので、あえて繰り返し注意する必要はないだろう。病状からの看護について学習を進めてみよう。まずは、患者の病状をどのように理解したうえでの行動であるかどうか確認しよう
💬 本当に落ちなくてよかったです。もし、Iさんの上にポンプが落ちていたら、お怪我されていたと思います Iさんは悪性リンパ腫で、化学療法10日目であり、骨髄抑制期と考えられます。血小板がすごく少なくなっているので、一度出血するとなかなか止まらない状態です なので、怪我をするとすごく危ないです	
🗨 本当に落ちなくてよかったですよね。Iさんも感謝していましたよね。病状についても、よく勉強していますね じゃあ、出血するとなかなか止まらない人にはどんな看護が必要だと思う？	患者の病状については理解しているようだ 易出血状態の看護について確認してみよう
💬 今回のようにポンプの固定をしっかりするなど、怪我をしないように環境調整することが必要だと思います	
🗨 そうですね。出血しやすいと怪我をしないような環境調整は大切ですよね	
💬 あとは……注射のとき失敗をしないとかですか？	
🗨 注射のときも注意しないと、内出血が広がったりしますね。それは失敗だけが原因じゃないですよね？ 今回のポンプの件では何事もなかったですが、出血しやすいというのは危ないですから、どのような看護が必要か調べてないと、小林さんも怖いですよね	易出血状態の看護についてはまだ十分に学習できていないのかな？　答えを教えるのではなく、学習の動機づけを行なおう
💬 はい、Iさんの血液データを見て、特に注意しようと思いました。あとは、血圧測定のときに必要以上に加圧しないとか、歯ブラシはやわらかめのものにするとか、咳や便秘にも気をつけたほうがよいです。	
🗨 易出血状態の看護についてもしっかり勉強できていますね。そういうことが、個別性の看護につながっていくんですよあと、マスクについてはどう思っていますか？	易出血状態についての看護も十分に学習できているようだ。易感染状態についてはどうだろうか
💬 マスクは大事です、ボケっとしてて反省しています	

★ Point 73

インシデント事案です。学生が落ち込んでいるときには特に、事故にならなかったことについてまずはよかったと伝えたうえで、リフレクションにつなげている点がポイントです。あえて繰り返し注意する必要はないと判断している点も、学生の特性をよく見ていることがうかがえます
反省している学生であっても、あまりにくどくどと説教されるとうんざりしてしまい、教師の話を聞きたくない気持ちになりかねません。インシデントを振り返るときには、その学生のレディネスを見極めて適切な言葉をかけていく必要があります

●展開のポイント

　もう少しで事故が起きたかもしれないことに対して学生はまず大きなショックを受けている事例です。そのことに対してさらに叱ると、患者に対しての積極的な行動が阻害される可能性もあります。そのため注意するのではなく、事故が起きればどうなるかの知識を確認するとともに、事故の危険性に意識が向くように対話を進めるとよいでしょう。

解説事例10 ADHD（注意欠如・多動症）の学生
―答えのない現実に直面している

指導者情報

J看護師、30歳女性。看護師経験9年目、実習指導者として4年のキャリアがある。学生に対しては厳しく対応することが多く、～すべきや、～しなければならないなどの発言が多い。

学生情報

加藤さん、22歳女性。中学生の頃より看護師をめざしており、1年浪人して学校に入学した。落ち着きはないものの性格は明るく、友達は多い。現在3年生で成人看護学急性期実習中。大学1年の頃、あまりにも忘れ物が多かったため、受診を勧められたところ、ADHD（attention deficit hyperactivity disorder. 注意欠如・多動症）と診断され、ストラテラ®の内服が開始となった。学校と実習病院へはADHDであることを知らせている。内服を始めてから、物忘れや学習は改善されてきたが、突発的なことや何かしている最中に言われたことは忘れてしまったり、メモしてもまた忘れてしまったりする。文章をまとめるのも下手で、時間がかかってしまう。グループメンバーの助けもあり、基礎実習などは乗り越えてきた。

★Point 74
友達が多いというのはとても大切なことで強みです

★Point 75
自らの障害を公表できる強さがあります

★Point 76
メモをとって障害に対応しようとしています

★Point 77
友達の助けで実習を乗り切ることができています

実習目標

①急性期にある患者を全人的に理解できる
②急性期にある患者や家族と援助的な人間関係を構築することができる
③急性期にある患者の看護上の問題を明確にし、看護過程の展開を行なうことができる
④急性期にある患者に必要な看護計画を立案でき、患者の状態に応じた観察および援助が行なえる
⑤急性期における医療従事者間の協働の重要性について考え、各々の役割が理解できる
⑥継続看護の必要性を理解し、受け持ち患者に活用できる社会資源について考えることができる

出来事

実習7日目、学生控室で学生が泣いているところを教師が発見して声をかけた。

「加藤さん、どうされたんですか？」

「Jさんに記録を見ていただいたときに、『注意されたことが直ってない、まだまだ不足している。いまだに基礎が抜けてる、今までどうしてたの？ ア

セスメントが足りない、記録が実習要項どおりに書けていない。字が汚いし見づらい、読む人のことを考えて書いてよ。加藤さん発達障害だって聞いたけど、そういう人が看護師になると、患者さんだけでなくスタッフも困るのよ。みんなに迷惑かけてまで看護師になりたいの？　発達障害だからって甘く評価しないので、そのつもりでいてね。』と言われました…」

「まあ、そんなことを言われたの」

「……私は看護師になっちゃだめなんですか？」

と、涙ながらに話した。実際、実習初日より記録は不十分であり、忘れ物も多く、何度注意されても同じ失敗を繰り返していた。ただし、患者との関係は良好で、患者は学生の明るさに助けられると教師に言っていた。

★Point 78
患者と良好なコミュニケーションがとれています

★Point 79
患者にもほがらかに接することができていることは強みです

学生の直接的経験（学生が経験したこととその思い）

- 成人看護学実習の7日目
- 実習指導者に記録指導を受けていた
- 実習指導者に指導を受けたことを指示どおり直せなかった
- 発達障害があって迷惑をかけているのに看護師になりたいのかと実習指導者に聞かれた
- 実習指導者に評価は甘くしないと言われた。実習の単位が取れないかもしれない
- 中学生からの夢を否定されたように思う
- 発達障害に関しては、隠さずにグループメンバーや教員に助けてもらって今までやってきたけれど、実習指導者に「発達障害だからって、特別扱いしないで評価する」と言われた
- 自分のような障害をもっていると看護師にはなれないのだろうか

現場で起きたことと実習指導者の思いの推測

- 7日間様子を見ていたが改善される様子がないと思っているだろう
- こんなに失敗が多く学習ができないのでは、チームや患者に迷惑がかかってしまうと考えているのではないか
- 今までどうやってほかの実習を乗り越えてきたのか疑問だと思っているのだろう
- 発達障害があるから評価を甘くされたのだろうとも思ったかもしれない
- 発達障害だから、合理的配慮をお願いしますと教師から言われたけど、注意したことも守れないし、ここまで手がかかるとは思ってなかった。教師たちは、本気でこの学生を看護師に育てるつもりなんだろうかと疑っているかもしれない

- 看護師になるのであれば最低限、こちらが注意したことは改善してくれないと困る。こんな状態のまま、看護師になられたら、周りが迷惑するだけだから、私としては特別扱いしないで、現実の厳しさを伝えたいと考えているのかもしれない

学生の強み
- 発達障害であることを学校と実習病院にはカミングアウトしている
- 教師やグループの学生に協力依頼することができる
- 明るく、友達が多い
- 看護師になりたい希望が強くある
- 失敗が多く注意されても実習に来ることができている

学生の課題

個人の特性
- 発達障害による不注意があり、臨機応変に対応できない
- 極端に字が汚い
- 発達障害による物忘れ(突発的なことや何かに取り組んでいる最中に言われたことは特に顕著)が多い

学習上の課題
- 看護に対する基礎的知識が不足している

学生の学習可能内容
- 障害者理解の現状
- 障害者差別解消法
- 障害者に対する合理的配慮
- 実習記録の書き方
- 看護師の役割
- アセスメントの仕方

●教師の意図

　実習目標の達成以前の問題として、大きく低下した学生の自信回復を促す。自信の喪失は学生の余裕をなくし、失敗を増やしてしまうことにつながるため、学生の強みに目を向けることが大切となる。

● その後の展開

🗨 学生の発言・💬 教師の発言	教師の意図
💬 指導者のJさんに、そんなことを言われたんですね。それは、悲しかったでしょう	泣いている状況から、学生の気持ちに共感しよう
🗨 はい、障害があるせいで、色々なことができなくて、皆に迷惑かけてるのはわかってます。Jさんに言われたこともできてないし… でも、看護師になるのは中学生から夢だったので、それをだめだと言われたら、すごく辛いです	
💬 そうですね。中学生からの夢を否定されたら辛いですよね	反復技法により学生の気持ちをもっと話しやすくして、吐き出してもらおう
🗨 看護師になりたくて、1年浪人して何とか学校にも合格できて、忘れ物も薬を飲んだり、メモをとったりしてずいぶん少なくなりました。記録も十分じゃないかもしれないけど、頑張って書いてます。患者さんとも楽しく話せてます 私は看護師になっちゃだめなんですか？ 看護師になれないんですか？	
💬 うん、加藤さんは今まですごく努力されてきましたよね。障害があっても、基礎実習にも合格したし、患者さんともよい関係を築けてると思います 私は、加藤さんのように明るくてみんなに慕われる人が看護師になるのはよいことだと思いますよ	今までの努力を認め、学生のもつ強みを自覚してもらおう
🗨 でも、Jさんには、私みたいな人間が看護師になると患者さんもスタッフも困るって言われました…	
💬 Jさんは、そういうふうに言われたんですね。どうしてそんなふうに言われたんだと思いますか？	実習指導者の言葉にかなり動揺しているな。現実的な学生の課題について考えてもらおう
🗨 それは私がJさんの言うとおりに記録を直せなかったからだと思います。ほかにも持ってきてと言われた記録用紙を何度か家に忘れたりもしたので、あきれたのかもしれません。メモを書いていても、言われたことを忘れちゃったりするんです	
💬 記録の修正に関しては、私と一緒にもう一度見直してみましょう。忘れ物に関しては、どういうときに忘れ物をしやすいとかわかっているのであれば、対処方法を考えることもできるかもしれませんね。メモ以外の対処方法も一緒に考えてみませんか たとえ勉強に時間がかかったとしても、それで看護師になれないとは私は思いません。きっと、1週間では加藤さんの頑張りもよいところもJさんには見えなかったのかもしれませんね	記録に関しては、実習指導者の指示を覚えておけないのかもしれない。実習指導者に対する萎縮する気持ちもあれば余計にパニックになるだろう。1つずつ一緒に確認していくのがよいだろう 一面だけを見て無理だと考えるのは実習指導者も言いすぎなのではいか
🗨 はい、ありがとうございます…	
💬 看護師という仕事は、とにかく業務を手早くこなせればよいというものではありません 患者に寄り添い患者を元気づけることも看護師の仕事です	自らの特性と課題を考えたときに、看護師になれるか不安になったのだろう

★Point 80
泣いている学生に対して、先ずは学生の気持ちを推測して共感しています。発達障害の人は感情が見えにくいことが多いですが、共感や反復技法を使ったりしながら、学生の気持ちの表出を促しています

★Point 81
障害があってもあなたは看護師になれますよと断定的に保証していくのではなく、「私は、……よいことだと思いますよ」とやんわりと'I'メッセージで伝えているところがポイントです。この言葉によって、次の学生の発言が導かれていると思います

★Point 82
発達障害の特性を配慮し、抽象的ではなく具体的な対処法について一緒に考えていくことが大切です

💬 学生の発言・🗨 教師の発言	教師の意図
💬 でも、実際に物忘れも多いですし、不器用なので患者さんに迷惑をかけてしまうんじゃないかと思うとこわいです でも、看護師にはなりたいんです…	
🗨 加藤さんの受け持ち患者さんは、あなたの明るさに助けられると言ってましたよ 看護師もみんな苦手な部分と得意な部分があります。みんなで助け合ってチームで看護をしていけばいいんじゃないかと私は思います 時間をかけてでも、ゆっくりと進んでいけばよいんじゃないかな	やる気がある限り、そしてその意義が公正に認められるものである限り、教師はそれを応援し続けていくことが大切だろう
💬 ……はい……	

●展開のポイント

　ADHDの特性をもった学生に対して、看護師になりたいという学生の気持ちを尊重して、教師としての'I'メッセージで励ましています。現実的には、かなり時間もかかる支援が必要だと思いますが、教師としてはあきらめないで、学生の特性に応じた支援方法を選択し続けていくというスタンスを学生に伝えていくことがとても重要になります。

　発達障害に関しては**特性が個々で違う**ので、学生自身が自分の特性を自覚することが重要です。そのうえで、この学生のようにカミングアウトしているほうが支援方法を一緒に考えやすいと思います。それでも、臨床側からの理解が得られにくいことが、現実の厳しさとしては存在します。「正答」のない世界ですが、看護師は医療者であり、ケア者として関わりを続けていくことはできるでしょう。

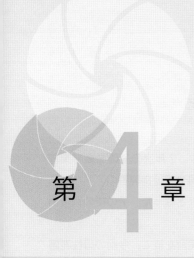

第4章

シナリオをつくろう 研修事例18

▌研修事例ワークの進め方

　本章では、学生の事例と、そこから考えられる
「**学生の直接的経験（学生が経験したこととその思い）**」「**現場で起きたことと患者の思い／看護師の思いの推測**」「**学生の強み**」「**学生の課題**」「**学生の学習可能内容**」に絞って記載しています。
　その後のシナリオは、読者自身に考えていただきたい章です。
　FD（Faculty Development）などの機会でこれらの事例だけを提示し、「学生の直接的経験（学生が経験したこととその思い）」「現場で起きたことと患者の思い／看護師の思いの推測」「学生の強み」「学生の課題」「学生の学習可能内容」から考えていくという使い方もできるでしょう。実際にシナリオをつくり、学生と教師の発言を対比して見てみることで、経験型実習教育のポイントである学生の強みを認めること、発問により学生の経験を引き出しているか確認することに各々トライしてみてください。

▶ 研修事例1： やる気になれない学生
　　　　　　　――記録・課題に時間がかかる
▶ 研修事例2： 失敗の報告をしない学生
　　　　　　　――想像力が乏しい
▶ 研修事例3： 教師の指示を守らない学生
　　　　　　　――根拠のない自信がある
▶ 研修事例4： 相談せずにケアを実施しようとする学生――考えが浅い
▶ 研修事例5： 実習指導者に不満がある学生
　　　　　　　――現場判断がわからない
▶ 研修事例6： 褥婦のケアができずに後悔した学生
　　　　　　　――自責傾向が強い
▶ 研修事例7： 患者に予定変更を言い出せなかった学生――気が弱い
▶ 研修事例8： 多重課題で優先順位がわからなくなった学生――まじめでおっとり
▶ 研修事例9： 集中するとほかが見えなくなる学生
　　　　　　　――緊張しやすい

▶ 研修事例10：患者との距離感がわからない学生
　　　　　　　――言われるがままになる
▶ 研修事例11：患者にケアを強要する学生
　　　　　　　――思い込み・正義感が強い
▶ 研修事例12：患者の状態をアセスメントできない学生①――視野が狭い
▶ 研修事例13：患者の状態をアセスメントできない学生②――察することが苦手
▶ 研修事例14：患者に合わせた看護計画が立てられない学生①――せっかちで先走る
▶ 研修事例15：患者に合わせた看護計画が立てられない学生②――時間がかかる
▶ 研修事例16：末期がん患者へのケアに戸惑う学生
　　　　　　　――コミュニケーションが不安
▶ 研修事例17：グループメンバーに強く干渉する学生
　　　　　　　――連携ができない
▶ 研修事例18：インシデントレポートを提出した学生
　　　　　　　――実習がこわい

研修事例1　やる気になれない学生
―記録・課題に時間がかかる

学生情報

吉田さん、21歳女性。4年前期の母性看護学実習中。2年次の基礎看護学実習Ⅱにおいて、課題学習不足、自己判断で実施する、教員や実習指導者のアドバイスに対し言い訳をするなどの不適切な行動があり、再履修となった。その後の領域別実習でも指導困難な学生として名前が挙がっていた。

4年前期の領域別実習は成人看護学慢性期・急性期実習を経て、今回の母性看護学実習で終了の予定であった。

1年次から親しくしている同級生には、「本当は薬学部に進みたかった」*と話している。理解力はよく、カンファレンスでの発言も本質をついたものが多い。患者とのコミュニケーションは良好にとれており、患者からも信頼されている。

> *
> 看護系大学でも（ほかの医療系養成校と同じく）、このように本来の志望でなかった進路コースを選択してきた学生が増加しています。どう接し、支えていくかも教員の役割となります

実習目標

①妊産褥婦の正常な経過を観察し、看護の展開について理解できる
②新生児の正常な経過を観察し、基礎的な看護を実践できる
③妊産褥婦および家族に対する保健指導の重要性が理解できる
④周産期の看護を体験し、母性（父性）意識を発展させることができる
⑤地域における母子保健活動の実際について理解できる
⑥周産期の看護援助における妊婦・産婦・褥婦・新生児とその家族の人権ならびに生命の尊厳、プライバシーに配慮した態度など倫理的配慮を理解できる
⑦人間関係を良好に保ち、周産期医療における医療チームの一員として望ましい行動がとれる
⑧学習意欲を保持し、主体的な学習への取り組みができる

出来事

4年次の領域別実習が始まって以降、必ず毎週1日は体調不良で実習を欠席していた。成人領域の実習では、アセスメントや計画は必要最低限のものを書いて提出したという感じで、十分にはできていなかったと担当教師から伝達された。

実習4日目に記録の進捗を確認したところ、学生の記録用紙はほとんど記入されておらず、このままでは翌日の中間カンファレンスにアセスメントを出すことができないと思われた。

「吉田さん、情報収集した内容はこれだけですか？　まだほかにあるのではないですか？　アセスメントが全然進んでいないけど、明日の中間カンファレンスに間に合わせられますか？」

「情報の整理ができていないだけで、明日には間に合わせられます」

翌日、中間カンファレンスの日の朝、学生の記録を確認したが前日から全く進んでいなかった。進んでいない理由について尋ねた。

「実習が続いていて身体がきついです。昨日の夜は体がだるくて、体調も悪くて、記録を書く気力がありませんでした。ずっと実習が続いているから、もうやる気になれません。これまでの1週間は調べることが多すぎて時間がなかったし、水曜日にお休みしたこともあってみんなよりも遅れてしまいました。記録を書いたり、アセスメントをまとめたりすることができませんでした」

「……」

🔖 学生の直接的経験（学生が経験したこととその思い）
- 最後の領域別実習である
- 実習4日目に記録を書くことはできていなかった
- 中間カンファレンスまでに記録をまとめられるか聞かれたときはできると思った
- 記録をまとめようとしたが、体調もすぐれず調べることも多すぎて、できる気がしなかった
- 中間カンファレンスまでに記録をまとめることができなかった
- 実習が多すぎて疲れてしまう（もう看護なんかやりたくない）

🔖 現場で起きたこと
- 明日は中間カンファレンスであるが、記録ができていない
- 教師が記録をまとめてくるように言ったのに、まとめてきていない

🔖 学生の強み
- 再履修となっても実習や学校を継続できている
- 理解力がよく、物事の本質を見る目がある
- 患者とのコミュニケーションは良好で信頼関係を築くことができる
- 教師に対してはっきりと話をすることができる
- 本当は薬学部志望で看護は本意ではないのに、実習や学校を継続できている
- 必要最低限の知識はある
- 自分の行動の原因について考察することができる

学生の課題

個人の特性
- 身体が弱く実習を休んでしまう。体調管理が甘い
- できないのに間に合わせることができると思う(自己評価のズレがある)
- 実習記録が書けない(約束が守れない)ことに対する切迫感が欠如している
- 気分が落ちたときのリフレッシュの方法がわからない

学習上の課題
- 調べたものをまとめるのに時間がかかる
- アセスメントに時間がかかる
- 看護専門職者の責務がわからない

学生の学習可能内容

- 自分自身の思考や行動の傾向、自分の能力の限界
- 看護学生として約束を守ることの大切さ
- 看護師としての体調管理とモチベーション維持の大切さとその方法
- 母性看護におけるアセスメント
- 患者の信頼を守ること(プロフェッショナル意識)

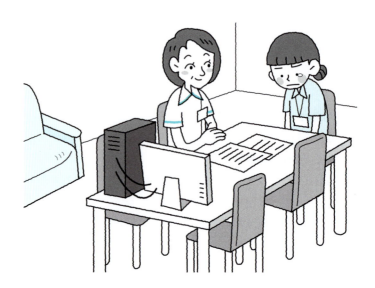

● 教師の意図
（この事例において、どのようなことを学生に学んでもらいたいか）

● その後のシナリオ（学生にどのように発問し、関わっていくか）

学生の発言	教師の発言	教師の意図

● シナリオの振り返り

☐ 学生の直接的経験を聴くことから始めているか

☐ 学生の強みを認めているか

☐ 学生のリフレクション（反省的思考）を促しているか

研修事例2　失敗の報告をしない学生
―想像力が乏しい

学生情報

山田さん、22歳女性。3年後期の成人看護学慢性期実習中。入学当初から課題の未提出や遅提出が多く、専門基礎科目を落として1年次に留年した。1年次に留年が決まったときの面接では、「もともと看護師になりたいと考えていたが、高校生のときに考えていたよりも学習の進度が速く内容も難しいため、このままついていけるのか」という不安を口にしていた。

3年次に領域別実習が始まるにあたり、4月の面接でチューターに「勉強は苦手で好きではない」と言っていた。前期の領域別実習では事前学習をほとんどしてこないことが問題視されていた。

実習目標

①慢性疾患をもつ患者と家族への関わりを通して、成人期の身体的・心理的・社会的側面を多面的にとらえることができる
②慢性疾患の病態、検査、治療経過について理解し、適切な看護支援について考えることができる
③慢性疾患をもつ患者のセルフケアへの支援について考えることができる
④慢性疾患をもつ患者の看護過程の一連のプロセスを展開することができる
⑤慢性期の患者に必要な社会資源の活用について理解できる
⑥医療チームの一員であることを認識し、連絡・報告・相談ができる
⑦看護実践を通して自己の行動を振り返り、看護者としてのあり方や看護観についてまとめることができる

出来事

実習初日が受け持ち患者の疾患に関する事前学習課題の提出期限であったが、提出ができておらず翌日提出した事前課題の内容も疾患に関する学習は不十分であった。

実習3日目に体調不良で1日欠席をしたが、アセスメントや看護計画は中間カンファレンスまでには記録に記載されていた。しかし、教育入院をした糖尿病患者の実態と乖離していたため、学生を呼んで個別指導をすることにした。

「山田さん、情報収集はよくがんばったと思いますが、アセスメントが足りませんね。情報が適切に分類できていないためだと思います。それに、必要な情報が不足しているところもありますね」

「じつは……先週の実習4日目に実習メモをなくしてしまい、記録が書けなかったのです」

「‼」

　実習用のメモ帳を紛失したことについてはそれまで報告がなかった。メモは結局見つからなかった。

🔖 学生の直接的経験（学生が経験したこととその思い）
- 3年次後期の成人看護学慢性期実習中
- 実習3日目に欠席した
- 中間カンファレンスにはアセスメントを書いてくるが、患者の実態とズレがあり情報収集も不足している
- 実習4日目に実習メモを紛失するもすぐに教師に報告せずに週が明けて、教師と話をするまで自ら報告しなかった
- 患者情報は書いてないし大丈夫だろう
- バレなかったら大丈夫だろう

🔖 現場で起きたこと
- 学生は1年留年していて、事前勉強をしてこないと申し送りを受けていた
- 学生は中間カンファレンスに間に合うように記録を書いてきた
- 学生は実習メモを紛失したが、すぐに報告してこなかった
- 実習メモは結局見つからなかった

🔖 学生の強み
- 留年しても継続して学校に来ることができている
- 勉強は苦手と言いながらも、中間カンファレンスに出さなければならないものは間に合わせてきた
- 記録が書けない理由を教師に伝えることができている

学生の課題

個人の特性

- 実習メモを失うことが、どういうことにつながるかの想像力をはたらかせることができていない
- 提出期限を守ることに対する意識が低い
- 体調管理が甘い

学習上の課題

- 情報を適切にアセスメントできない
- 報告すべきことがわからない
- 看護専門職としての責務がわからない

学生の学習可能内容

- チーム医療における報告・連絡・相談の重要性
- 看護師としての倫理観
- 自分のことが書かれてあるメモを紛失された患者の心情
- この患者に対して必要な事前学習内容
- 体調管理の方法
- 事前学習の意味

●教師の意図
（この事例において、どのようなことを学生に学んでもらいたいか）

●その後のシナリオ（学生にどのように発問し、関わっていくか）

学生の発言	教師の発言	教師の意図

●シナリオの振り返り

☐ 学生の直接的経験を聴くことから始めているか

☐ 学生の強みを認めているか

☐ 学生のリフレクション（反省的思考）を促しているか

> **研修事例3** 教師の指示を守らない学生
> ―根拠のない自信がある

患者情報

　Kさん、50歳の会社員男性。胆石症のため腹腔鏡下胆嚢摘出術目的で入院し、手術前日である。高血圧の既往があり、ノルバスク®10 mgを1 T/日内服中で血圧のコントロールはできている。

　穏やかな性格で、同年齢の娘がいることから学生の受け持ちに対しても好意的である。「学生さんのお勉強になるのでしたら、何でも遠慮なくしてもらっていいですよ」と受け持ち初日に笑顔で学生に話された。学生とのコミュニケーションはよくとれており、関係性はよい。

学生情報

　佐々木さん、20歳女性。2年次の基礎看護学実習Ⅱの実習中。性格は明るく元気で、クラスのムードメーカーでもある。実習グループの中心メンバーで、実習に対して積極的かつ意欲的に取り組もうとしている。若干前のめり気味な性格である。接客のアルバイトをしているため、患者への対応は丁寧で上手にできている。実習指導者からの評価もよい。

実習目標

　①患者の発達段階・発達課題を踏まえ、身体的・心理的・社会的側面から全人的に理解することができる
　②患者の健康問題が日常生活に及ぼす影響について理解できる
　③患者を尊重し、コミュニケーションを通して良好な人間関係を形成することができる
　④患者の看護上の問題を明確にし、看護過程の一連のプロセスが展開できる
　⑤自己の課題を明確にすることができる
　⑥患者との関わりを通し、人間理解を深め自己の看護観を確立できる

出来事

　受け持ち初日に、学生は教師の見守りのもとバイタルサインの測定を実施した。学生は「血圧は正常でした」と報告した。しかし側で見ていた教師としては、減圧速度が速すぎて拡張期血圧が正確に測定できていないと考え、午後のバイタルサインの測定時に血圧の測定方法について指導をしようと考えた。「高血圧があり術前であるため血圧測定が重要です。指導のもとでバイタルサイン測定を実施しましょう」と説明し、午後のバイタルサイン測定のときには自分に声をかけるように伝えた。

　学生から声がかからないので気になって教師が病室を訪問すると、学生は1人で血圧測定を実施中であった。

「佐々木さん、なぜ1人で血圧測定をしていたのですか？」

「血圧くらい1人で測れますし、Kさんが『今から測ってほしい』と言われたから、すぐ対応しなきゃと思って測りました」

学生の直接的経験（学生が経験したこととその思い）
- 基礎看護学実習Ⅱの初日
- 高血圧のある術前患者に血圧測定を行ない正常と報告した
- 教師の指示を守らず血圧測定を実施した
- 患者とはよい関係を結べていると思った
- 患者に血圧測定を頼まれたので、すぐに対応しなければいけないと思った
- 血圧測定くらい1人でできると思った。さっきもちゃんと測っていたのに、なぜできてないと思われていたのか不快に思った

現場で起きたこと
- 学生は血圧測定時、速く減圧しており、正確な値が測定できていないように教師には見えていた
- 教師は指導下で血圧測定することを指示したのに学生は守らず、1人で実施中であった

学生の強み
- 実習に対して積極的で意欲的
- ムードメーカーとして場によい影響を与えることができる
- コミュニケーションスキルが高く、患者と実習指導者からの評価も高い
- 血圧測定は問題なくできるという自信がある

学生の課題

個人の特性
- 学習者として教師の指示を守らねばならない必要性がわからない
- 根拠のない自信がある

学習上の課題
- 疾患に対する血圧測定の重要性がわかっていない
- 血圧測定手技の丁寧さが足りない
- 看護専門職として報告・連絡・相談の大切さがわかっていない

学生の学習可能内容

- 血圧測定の手技
- この患者における血圧の意義
- 指示を守ることの大切さ
- 胆石症の病態と治療
- 高血圧の病態と治療
- 看護専門職における報告・連絡・相談の重要性

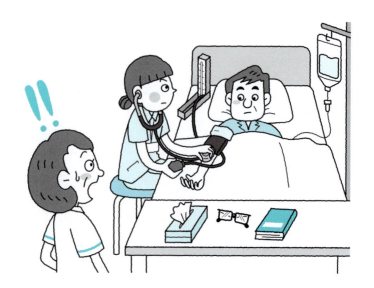

● 教師の意図
（この事例において、どのようなことを学生に学んでもらいたいか）

● その後のシナリオ（学生にどのように発問し、関わっていくか）

学生の発言	教師の発言	教師の意図

● シナリオの振り返り

☐ 学生の直接的経験を聴くことから始めているか

☐ 学生の強みを認めているか

☐ 学生のリフレクション（反省的思考）を促しているか

研修事例4 相談せずにケアを実施しようとする学生
―考えが浅い

患者情報
Lさん、60代女性。夫と死別で子どもはいない。今回は慢性心不全の治療目的で入院した。学生の受け入れはよいが、「体がきついため、ベッドサイドにあまり来なくていい」と言っている。

学生情報
山口さん、20歳女性。2年次の基礎看護学実習Ⅱの実習中である。元気がよくて明るい性格であるが、思いついたらよく考えずに勢いで行動する傾向がある。基礎看護学実習Ⅱのオリエンテーションでは、患者にケアを行なう際やケアを見学する際は、事前に教員か実習指導者に実施方法や見学の留意点の確認を受けてから実施することを指導されていた。

実習目標
①患者の発達段階・発達課題を踏まえ、身体的・心理的・社会的側面から全人的に理解することができる
②患者の健康問題が日常生活に及ぼす影響について理解できる
③患者を尊重し、コミュニケーションを通して良好な人間関係を形成することができる
④患者の看護上の問題を明確にし、看護過程の一連のプロセスが展開できる
⑤自己の課題を明確にすることができる
⑥保健医療チームの一員としての看護師の役割を理解できる
⑦必要に応じて報告・連絡・相談ができる
⑧患者との関わりを通し、人間理解を深め自己の看護観を確立できる

出来事
実習3日目にシャワー浴の見学に入ることになっていたが、患者の体調が悪く見学が実施できなかった。翌日の実習4日目は、患者の体調がよくなっており、部屋持ち看護師によってシャワー浴が予定されていた。学生は「申し送りで今日はシャワー浴があると聞いたのですが、見学させていただけますか」と、実習指導者や教員に相談することなく、部屋持ち看護師にシャワー浴の見学を申し入れた。その際、部屋持ち看護師は実習指導者や教員の許可を得ていると思い、一緒に入ることを許可した。

その後、患者の車椅子を押して部屋持ち看護師とシャワー室に向かう学生を、通りがかった教師が見かけた。

「山口さん、あら、どこへ向かっているの?」

「今日はLさんの体調がよくてシャワー浴ができると申し送りで聞きました。部屋持ち看護師さんにシャワー浴の見学をお願いしたら、これからシャワー浴を一緒にさせてもらえることになりました」。

「シャワー浴を見学する際の留意点などを実習指導者に確認してきましたか?」

「Lさんに朝のご挨拶に行ったら、部屋持ち看護師さんがシャワー浴をする説明をしていたので、すぐに見学させてくださいとお願いしました。実習指導者にはまだ相談していません。相談しようと待っていたらシャワー浴に呼ばれました」

「では、Lさんのシャワー浴を行なううえでの注意点や、見学をするうえでの学習したいポイントはどこでしょう?」

「見学するだけだと思ったので、実施での注意点は考えていませんでした。見学は看護師さんの動きを見たいと思います」

学生の直接的経験(学生が経験したこととその思い)
- 基礎看護学実習Ⅱの3日目
- 昨日はシャワー浴の見学が、患者の体調不良によりできなかった
- 患者に身体がきついため、あまり来なくてよいと言われている
- 患者は倦怠感が強いようだ
- 看護ケアの見学の際には、事前に留意点の確認を教員か実習指導者に行なうよう指導されていた
- 実習4日目に患者のシャワー浴の見学に、指導を受けずに入ろうとした
- 見学は看護師が何をやっているか見ればよいと思う
- 見学に入るだけなら危険はないし、受け持ち看護師も一緒なら問題ないだろう

現場で起きたこと
- 学生は患者と十分にコミュニケーションをとれていない
- 教員や実習指導者に相談や報告することなく、シャワー浴を見学しようとしていた

学生の強み

- 看護援助を見学したいという積極性がある
- 元気がよく明るい
- 教師の質問に対してはきはき答えられる

学生の課題

個人の特性

- 考えずに行動してしまう
- 指導されたことを軽く考えている

学習上の課題

- シャワー浴を見学するのにその留意点がわからない
- 看護専門職としての報告・連絡・相談の大切さがわからない
- 実習における事前学習の必要性がわからない

学生の学習可能内容

- 指示を守ることの大切さ
- チーム医療における報告・連絡・相談の重要性
- 慢性心不全患者の症状、シャワー浴での留意点
- シャワーを見学されることへの患者の羞恥心
- 事前学習の意味

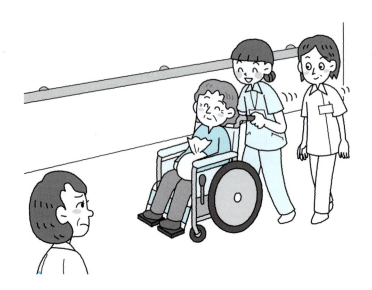

●教師の意図
（この事例において、どのようなことを学生に学んでもらいたいか）

●その後のシナリオ（学生にどのように発問し、関わっていくか）

学生の発言	教師の発言	教師の意図

●シナリオの振り返り

☐ 学生の直接的経験を聴くことから始めているか

☐ 学生の強みを認めているか

☐ 学生のリフレクション（反省的思考）を促しているか

研修事例5　実習指導者に不満がある学生
―現場判断がわからない

指導者情報

　M指導者、30歳女性。看護師経験は8年で、実習指導者となって2年目。学生のことを考え非常に熱心に指導を行なうが、自己学習が不十分な学生には、「どうしてもっとしっかり勉強しないのか」と苛立つ様子がある。実習指導者として日が浅いためか、学生指導に自信がない様子で、研修会などによく参加している。

学生情報

　松本さん、20歳女性。3年次の老年看護学実習中。学生はのんびりした性格であり、記録物も提出期限のギリギリまで書いていることが多く、計画的に何かを実施していくことが苦手な様子。学校の成績は悪く、再試験の対象となることが多い。試験勉強は一夜漬けでやろうとするが、寝てしまうとのこと。人柄はよく、基礎看護学実習では記録はあまりできていないものの、コミュニケーションはよくとれていた。

実習目標

①患者およびその家族との援助的関係を成立発展させることができる
②慢性疾患の病態、検査、治療過程について理解し、適切な看護支援について考えることができる
③患者および家族のセルフケア・セルフマネジメントへの支援について考えることができる
④老年期の特徴を踏まえ、老いや喪失を理解し、個別性に配慮した看護過程が展開できる
⑤看護専門職としての適切な姿勢・態度を養うことができる
⑥チーム医療における看護専門職の役割と他職種との連携を学ぶ
⑦自己を振り返り、今後の学習の方向性を明確にできる

出来事

　認知症の患者の受け持ち実習3日目、前日に実習指導者より入浴の情報をもらっていたが、計画に挙げず、また指導者がほかにも指導した内容を、計画や記録に反映していなかった。実習指導者は、実施手順書もしくは計画に沿った看護実践を学生に望んでおり、計画が不十分な学生には入浴介助はさせられないとし、入浴介助をさせなかった。また、この実習指導者は学生に対し、学校の記録とは別に、患者の日常生活に沿った目標を書いてくるように伝えた。
　その課題に対しては、学生は徹夜でこなしてきていたが、実習指導者と関わるときは表情が険しくなっていた。患者に対しては尊重した態度で接することができて

おり、良好な関係を築けている。実習5日目に教員に対し、実習指導者が関係のない課題をさせるとの不満を訴えてきた。

「もう、あのMさん、どうにかしてくださいよ」

「松本さん、何かありましたか？」

「Mさん、指導者としてちょっと厳しすぎませんか？ 入浴介助もさせてもらえなかったし、患者の日常生活の目標を書いてこいとか実習に関係ないことやらせるし、私もう、いっぱいいっぱいなんですけど」

学生の直接的経験（学生が経験したこととその思い）

- 老年看護学実習5日目
- 老年看護学実習3日目に入浴介助の計画が不足していたため、入浴介助を実習指導者からさせてもらえなかった
- 実習指導者から実習記録以外の課題をやらされた
- 実習記録以外の課題は不満ではあるが徹夜でやった
- 実習指導者が厳しすぎて嫌いだ。何とかしてほしい
- 実習指導者への不満を教員に訴えた

現場で起きたこと実習指導者の思いの推測

- 実習指導者は学生に患者の日常生活の目標を書いてきてもらうよう指導した
- 入浴介助を行なうことを計画書に書いてきていないし、事前学習が足りないので学生に入浴介助はさせられないと思っているだろう
- 患者の日常生活の目標を書かせることで、入浴など全般的な計画を立てられるようになってほしいのだろう
- 学生が自らに険しい表情で態度が悪いことから、嫌われていると思っているだろう

学生の強み

- 徹夜で課題をやってくる根性がある
- 苦情を教師に言うことができる
- 不機嫌でしんどくても、患者に対しては尊重した態度をとれる
- 嫌なことがあっても実習に来ることができる

学生の課題

個人の特性
- 計画を立てて実施するのが苦手である
- 不機嫌な態度を実習指導者に見せる

学習上の課題
- 実習指導者の意図がわからない。看護の知識が不足している
- 指導された内容の意味がわからない
- 看護における計画立案、事前学習の意味がわからない

学生の学習可能内容
- 看護を行なううえでの計画の大切さ
- 日常生活上の目標を設定することの大切さ
- 認知症患者が入浴中に起こしやすい事故
- 認知症の症状

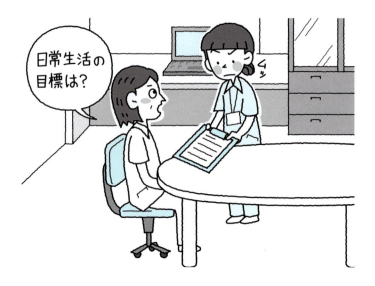

● 教師の意図
（この事例において、どのようなことを学生に学んでもらいたいか）

● その後のシナリオ（学生にどのように発問し、関わっていくか）

学生の発言	教師の発言	教師の意図

● シナリオの振り返り

☐ 学生の直接的経験を聴くことから始めているか

☐ 学生の強みを認めているか

☐ 学生のリフレクション（反省的思考）を促しているか

研修事例6　褥婦のケアができずに後悔した学生
―自責傾向が強い

■ 対象者情報

　Nさん、38歳女性（初産婦）。流産を経ての不妊治療後、帝王切開術産後3日目の褥婦。前向きな性格で、やっとできた児に対して母乳で育てたいと強い意欲を示していた。夜間でも寝過ごさないようにタイマーをかけて授乳している。ただ、児の哺乳タイミングが合わず、授乳に時間がかかっており、1日トータルで3～4時間程度しか睡眠時間がとれていなかった。疲れている表情がみられるようになってきていた。

■ 学生情報

　井上さん、20歳女性。3年次の母性看護学実習中。やや気が弱いが教員や実習指導者に対して相談することはできる。学習はしっかりしており、学校の成績は上位。Nさんとは良好なコミュニケーションがとれている。

■ 実習目標

①妊娠・分娩・産褥期および新生児期にある母子および家族の健康状態についてアセスメントし、必要な援助を実施し評価することができる能力を養う
②母子の継続看護の必要性について考えることができる
③周産期にある母子をとりまく環境の実際や社会資源の活用方法を知る
④周産期の看護援助における妊婦・産婦・褥婦・新生児とその家族の人権ならびに生命の尊厳、プライバシーに配慮した態度など倫理的配慮の実際を学ぶ
⑤周産期病棟の管理について学ぶ
⑥周産期医療における看護師および医師、助産師など他職種の役割や協働の重要性を学ぶ

■ 出来事

　受け持ち3日目、学生から「自律授乳であげるのは大切だと思うが、Nさんの乳頭が短いのと児の哺乳タイミングが合わず、時間がかかっている。Nさんは1日トータルで3～4時間程度しか睡眠がとれていないので、睡眠時間と疲労状態を観察し、自律授乳であっても夜間は休むように言ってもよいか」と教員に相談してきた。教員は学生に、マタニティブルーズ（産後うつ）を学習し、実習指導者にNさんの状態とどれくらい休ませたいのかを報告するように助言した。学生が実習指導者に報告したところ、学生と実習指導者で再度Nさんの状態確認を行ない、自律授乳はNさん自身の希望であるため、もう少し頑張ってもらってもよいのではと言われたとのことであった。学生自身は思うところがあるようであったが、Nさんも実習指導者も大丈夫と言っているため、それ以上何も言えないとのことであっ

た。しかし、受け持ち最終日の明け方に、Nさんに感情失禁があり、涙が止まらない様子であった。

「Nさんに、ほんの1日でも『夜間の授乳を休んでみませんか』と伝えたかったけど、母性看護の対象者は健康な女性でもあり、退院後のことを考えると、してはいけないと思いました。指導者さんに相談するとき、もっと上手に説明できていたら…。私のせいです」

「井上さん……」

学生の直接的経験（学生が経験したこととその思い）
- 母性看護学実習3日目
- 母親の様子から、休息が必要であると感じていたが、うまく言い出せなかった
- 母親は健康な女性であり、その考えは尊重すべきだと思った
- 母親がうまく休息がとれず、感情失禁を起こしてしまった
- 実習指導者にうまく説明して、看護師から休むようにいってもらえればこんなことにはならなかったはずだ

現場で起きたことと対象者の思いの推測
- 授乳のタイミングが合わず、授乳に時間がかかり、夜間もあまり眠ることができていない
- 治療をしてやっとできた初めての子なので、大事に育てたいと思っているだろう
- 母乳育児で頑張っていきたいのだろう
- こんなにもしんどいのに本当にこれから大丈夫だろうかと不安だろう

学生の強み
- 教員や実習指導者に相談できる
- 学業の成績は優秀
- 母親の疲労状態の観察ができている
- 母親の感情失禁に対して、自分のせいだと思える責任感がある

学生の課題

個人の特性
- 気が弱く、言いたいことがあっても言えない
- 自責傾向が強い
- 気持ちの切り変えが苦手である

学習上の課題

学生の学習可能内容
- マタニティブルーズ(産後うつ)について
- 感情失禁が起こる原因と対処について
- 母乳栄養と人工栄養のメリット・デメリット
- チームでの看護について
- 気持ちの切り変え方
- 看護専門職としての結果の受け止め方

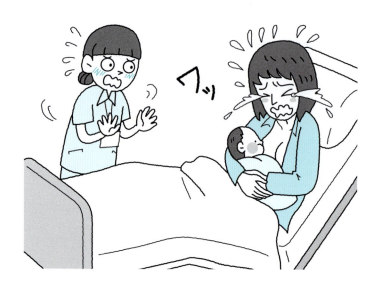

●教師の意図
（この事例において、どのようなことを学生に学んでもらいたいか）

●その後のシナリオ（学生にどのように発問し、関わっていくか）

学生の発言	教師の発言	教師の意図

●シナリオの振り返り

☐ 学生の直接的経験を聴くことから始めているか

☐ 学生の強みを認めているか

☐ 学生のリフレクション（反省的思考）を促しているか

研修事例7 患者に予定変更を言い出せなかった学生
―気が弱い

患者情報

Oさん、70代男性。5年前に腹部大動脈瘤で手術をするまで、20歳からずっと飲酒と喫煙をしていた。3年前に友人とゴルフをしたときに息苦しさを感じ、受診をしたところ慢性閉塞性肺疾患（COPD）を指摘された。今回はフォローの受診で肺がんが発見され手術目的で入院となった。趣味は旅行で、退院後に妻と温泉旅行に行くのを目標にしている。今回は肺がんの手術目的で入院しており、「早く治して、また家内とのんびり旅行に行きたいんです。それが2人の楽しみだから、家内のためにも頑張って早く治さないとね」と前向きな発言が見られた。

学生情報

木村さん、20歳女性。3年次の成人看護学急性期実習中。気が弱く、グループでは誰かのあとをついていくタイプ。成績は優秀で、何事にもまじめ。他者の顔色を窺って、言いたいことを言えなかったりするのでコミュニケーションが苦手と実習前の面接で教師に打ち明けていた。これまでの実習では、話を聴く姿勢から患者とよい人間関係が構築できていた。

実習目標

①急性期にある患者を全人的に理解できる
②急性期にある患者や家族と援助的な人間関係を構築することができる
③急性期にある患者の看護上の問題を明確にし、看護過程の展開を行なうことができる
④急性期にある患者に必要な看護計画を立案でき、患者の状態に応じた観察および援助が行なえる
⑤急性期における医療従事者間の協働の重要性について考え、各々の役割が理解できる
⑥継続看護の必要性を理解し、受け持ち患者に活用できる社会資源について考えることができる

出来事

受け持ち2日目、学生は術後呼吸リハビリテーションとして口すぼめ呼吸の計画を立案し、朝の計画発表をしている場面で、教師は「呼吸訓練の時間がほかの学生のケアの時間と重なっているし、木村さんは術後の呼吸訓練を初めて実施するから、私と一緒に指導できるように時間を変更してもらえますか」と、学生に時間変更を申し入れた。

学生は時間変更を了承したにもかかわらず、教師が病室を訪問すると、患者と学

生の2人で非能動型呼吸運動訓練装置を使用した呼吸訓練を実施中であった。

「木村さん、どうして時間変更をしていないのですか？　またなぜ器具を使用しているのですか？」

「訪室したらOさんとリハビリの話になって、トライボール（非能動型呼吸運動訓練装置）を使い始められました。Oさんには、トライボールを使うのはまだ早いから、口すぼめ呼吸をしましょうと言い出せなくて、そのままになっていました」

「どうして相談してくれなかったの？」

「先生に事前に相談できなかったのは、Oさんが今から練習しようって言って始めてしまったから…やる気になられていたので…」

患者は術後すぐでまだ深呼吸が十分できないため、非能動型呼吸運動訓練装置によるリハビリテーションがまだ早いことは学生も理解していた。

🔖 学生の直接的経験（学生が経験したこととその思い）

- 肺がん手術後のCOPD患者に対して、口すぼめ呼吸でのリハビリテーションを計画した
- 実習指導者に対して計画発表後、一緒に指導するから時間変更するように言われた
- 患者とリハビリテーションの話をしているうちに、患者が勝手に器具を用いてリハビリテーションを始めてしまった
- 術後すぐで深呼吸ができない患者であるため、器具を使うのはまだ早いと思ったが患者を止められなかった
- 患者が勝手にリハビリテーションを始めたときに、実習指導者や看護師を呼ぶことができなかった
- 患者がせっかくやる気になっているのに、中断させることはできないと思った
- 患者が自分でしていることなので、仕方がないと思った

🔖 現場で起きたことと患者の思いの推測

- 術後すぐで深呼吸が十分でない患者が、非能動型呼吸運動訓練装置を使用してしまっていた
- 教師はリハビリテーションは教師と一緒に行なうように学生に言っていたが、患者が勝手に始めても教師を呼びに来なかった
- 早く治して退院したいので、リハビリテーションを頑張らなければと思ったのだろう

- 学生も来ていることだし、よいところを見せたいと思ったのではないか
- 非能動型呼吸運動訓練装置は呼吸の訓練装置と言っていたし、これを使えばよいだろう
- 看護学生も何も言っていないし、これで正しいのだろう

学生の強み
- 成績優秀で何事にもまじめ
- 患者の話をよく聴くことができる
- 実習指導者の指示を守れなかった理由を話すことができる
- 患者の状態をアセスメントし、術後のリハビリテーションを計画することができる

学生の課題

個人の特性
- 気が弱く主張できない
- とっさのことに対応できない

学習上の課題
- 非能動型呼吸運動訓練装置の禁忌の学習が不足している
- 術後のリハビリテーション方法の学習が不足している
- 看護専門職者としての役割意識が不足している
- とっさの連絡方法がわからない

学生の学習可能内容
- COPDの病態と看護
- 肺がんの病態
- がん患者の心理
- 術後の呼吸リハビリテーションについて
- 非能動型呼吸運動訓練装置の使い方
- 患者に対するコミュニケーションのとり方
- 看護師としての責任
- 報告、連絡、相談のあり方
- とっさの際の連絡方法について

● **教師の意図**
（この事例において、どのようなことを学生に学んでもらいたいか）

● **その後のシナリオ（学生にどのように発問し、関わっていくか）**

学生の発言	教師の発言	教師の意図

● **シナリオの振り返り**

☐ 学生の直接的経験を聴くことから始めているか

☐ 学生の強みを認めているか

☐ 学生のリフレクション(反省的思考)を促しているか

研修事例8　多重課題で優先順位がわからなくなった学生
―まじめでおっとり

患者情報

　Ｐさん、43歳女性。未婚。銀行員。脳腫瘍の精査加療のため手術目的で入院。大学卒業後に都市銀行に就職し、現在は支店長代理。仕事に対する責任感が強く、職業柄とても几帳面な性格である一方で、社交的で大らかでもあると自己分析している。入院時問診で、「おしゃれするのが仕事の息抜きですし、おしゃれが大好きなんです。入院でおしゃれできなくなるのは辛いですね。」と言っていた。80歳の母親と2人暮らしで、入院に伴い高齢の母親の負担になることを心配している。翌日に開頭下脳腫瘍摘出術を施行し、術前・術後とも意識レベルはクリアであった。

学生情報

　木村さん、40歳女性。3年生後期の成人看護学急性期実習中。短大卒業後に一般企業に就職、26歳で妊娠と同時期に退職。11年間の専業主婦を続けた後、2人の子育てが一段落したため看護学部に進学。同世代の患者に対し同情を感じており、自分のできることは何でもしたいと考えている。まじめでおっとりした控えめな性格。1つのことが気になると余裕がなくなり、ほかに目を向けることができない。実習グループのメンバーとはジェネレーションギャップを感じており、一歩引いて仲間に入れないでいる。教師とは関係性がよく、実習に対する不安やグループに関する悩みを実習以前から打ち明けていた。

★Point 83
初めての領域別実習になります

実習目標

①生活者としての患者の身体的・精神的・社会的な特徴が理解できる
②成人期にある患者の発達段階をとらえ、急性期における病態・治療・症状が患者の身体的・精神的・社会的状況に及ぼす影響について理解することができる
③家族・近親者の抱く不安や役割を理解し、必要な援助ができる
④急性期の患者に必要な看護、苦痛の緩和、早期回復に向けての援助方法が理解できる
⑤周術期にある患者に必要な看護計画を立案でき、患者の状態に応じた観察および援助が行なえる
⑥急性期における医療従事者間の協働の重要性について考え、各々の役割が理解できる

出来事

　学生は患者の入院時から受け持った。患者は入院翌日に手術施行し、術前・術後とも意識レベルはクリアで学生とのコミュニケーションはよくとれていた。術後2日目の朝に学生が患者を訪室したところ、患者は「入院前は毎日髪を洗っていたし、

髪がべたべたして気持ち悪くて…。髪を洗いたい」と話していた。学生は術後2日目の行動計画として、午前中にバイタルサイン測定、清拭、足浴を立案してきたが、行動計画発表のときに実習指導者から「Pさんのシーツが汚れていたから、環境整備のときにシーツ交換もしてくださいね。Pさんはベッドサイドの椅子に座ってもらえば大丈夫ですから」と言われた。そこでバイタルサイン測定の前に環境整備とシーツ交換をしようと訪室したら、回診が終わったところであった。患者から「今、先生から『シャンプーで髪を洗っていい』と言われたの。これからすぐに洗ってもらえないかしら」と言われた。突然の多重課題にどうしたらよいかわからなくなった学生は「これから準備をしてきます」と退室し、その足で教師のもとに向かった。

「先生、今日の行動計画が達成できません。どうしたらよいかわかりません。こんなにたくさん午前中にできません。Pさんに髪を洗ってほしいと言われ、指導者さんからはシーツ交換をするように言われました。バイタルと清拭、足浴もしないといけないのに…」

「!!」

学生の直接的経験（学生が経験したこととその思い）
- 初めての領域別実習。成人看護学急性期実習中
- 同年代の同性の患者を受け持った
- 患者から洗髪の要望があった
- 実習指導者からシーツ交換の指示があった
- できないことを教師に相談した
- バイタルサインも取らないといけない、患者の要望には応えたい、シーツが汚れているなら交換しないといけない、こんなに同時に何もかもできないと思った

現場で起きたことと患者の思いの推測
- 患者は脳腫瘍の摘出術を実施した
- 患者の意識レベルははっきりしている
- 患者の頭がベタつくから髪の毛を洗ってもらいたいと学生に話した
- 医師からシャンプーの許可も出たし、すぐに洗ってほしいのだろう
- おしゃれをしたいのにできないからストレスが溜まっているのだろう
- 母が心配だから、早く退院したいのだろう
- 学生は同年代だから話しやすいのではないか
- 仕事のことも気になるのだろう

学生の強み

- まじめでおっとりしている
- 新しい環境に飛び込む勇気がある
- 40歳近くになっても勉強しようとする意欲がある
- 同年代の患者に対して何かをしてあげたいという気持ちがある
- 教師と関係がよく、相談できる
- 自分で対処できないことをすぐに相談できる

学生の課題

個人の特性

- 1つのことが気になると余裕がなくなり、ほかに目を向けることができない
- グループメンバーとジェネレーションギャップを感じており、仲間に入ることができない

学習上の課題

- 看護業務の優先順位のつけかたがわからない
- バイタルサイン測定の重要性がわかっていない

学生の学習可能内容

- 脳腫瘍の病態と看護(脳腫瘍手術後の洗髪)
- 40代独身女性の心理
- 多重課題への対応方法
- ほかのスタッフへの協力要請の方法、チーム看護の必要性

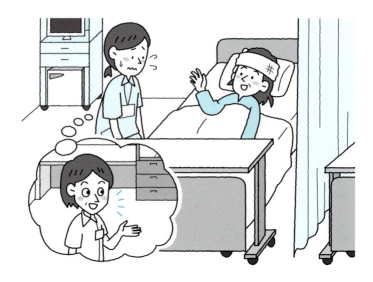

● **教師の意図**
（この事例において、どのようなことを学生に学んでもらいたいか）

● **その後のシナリオ**（学生にどのように発問し、関わっていくか）

学生の発言	教師の発言	教師の意図

● **シナリオの振り返り**

☐ 学生の直接的経験を聴くことから始めているか

☐ 学生の強みを認めているか

☐ 学生のリフレクション(反省的思考)を促しているか

研修事例9　集中するとほかが見えなくなる学生
―緊張しやすい

患者情報
　Qさん、82歳男性。誤嚥性肺炎によって、37℃台後半の発熱が続いている。SpO_2はルームエアで80台後半～90台前半であり、経鼻カニューレ1 L/分によって95以上で安定しているが、痰が多く適宜吸引が必要である。患者は我慢強く、医師や看護師に対しては「大丈夫です。ありがとうございます。」と言うばかりで、あまり苦痛や欲求を表現することがない。

学生情報
　林さん、19歳女性。3年次の成人看護学実習中。学生は緊張しやすく、視野が狭いため患者の観察やアセスメントが苦手である。しかし、疾患に対する事前学習はきちんと行なうことができ、看護計画も立てることはできる。

実習目標
①患者の健康・機能障害を理解し、援助する
②生命が脅かされている場合には、生命維持・回復のための看護活動ができる
③異常の予防・早期発見・機能回復のための援助をする
④健康・機能障害に伴う日常生活上の制限に対し、援助を行なう
⑤リハビリテーション期における援助を行なう
⑥在宅療養・社会復帰に向けての援助を行なう
⑦医療チームにおける看護師の役割を理解する
⑧看護専門職としてふさわしい態度を身につける

出来事
　実習2日目、学生は排痰の援助時に、初めて行なう吸引の手技に集中しすぎており、実習指導者から「Qさんが苦しそうですよ。痰はもう十分に引けているのではないですか？」と声をかけられるまで、吸引を続けてしまうことがあった。そのとき、患者のSpO_2は80台まで低下していた。さらに、実習指導者は患者に深呼吸を促して呼吸を整えさせているにもかかわらず、学生は再び吸引をしようとしていた。実習指導者から、患者が苦しそうなので吸引はあとにしましょうと言われて、吸引カテーテルを片付けた。患者は息を整えたあと「大丈夫ですよ。ありがとうございます」と言っていた。

「どうして強引にやろうとしたの?!」

「すみません……」

学生の直接的経験（学生が経験したこととその思い）
- 成人看護学実習で、誤嚥性肺炎患者に対して吸引を行なった
- 患者に吸引をしている最中に、実習指導者から止められた
- 吸引時患者が苦しそうな表情をしているのを見逃していた
- SpO_2 が低下していたが、吸引を再度行なおうとして実習指導者に止められた
- 患者は苦しかったにもかかわらず、大丈夫と言った
- 患者の痰が詰まってはいけないので、しっかり吸引をしなければならないと思った
- 実習指導者も見ているし、間違わないように吸引しなければと思った

現場で起きたことと患者の思いの推測
- 患者は痰が絡んでしまう
- 患者は吸引をすると少し痰の絡みが改善する
- 何度も看護師に手間をかけさせてしまい、申し訳ないと思っているようだ
- 学生さんが頑張ってやってくれているのはありがたいと思っているのだろう
- 吸引は苦しいが、自分（患者自身）のためなので仕方がないと思っているのだろう

学生の強み
- 事前学習を行なうことができる
- 看護計画を立案することができる
- 実習指導者の指示に従える
- 1つのことに集中することができる

学生の課題

個人の特性
- 緊張しやすい
- 緊張してしまうと1つのことしか見えなくなる
- 緊張をほぐす方法がわからない

学習上の課題
- 看護技術には患者の観察も含まれていることを理解していない
- 吸引における観察事項とそのアセスメントを身につけていない

学生の学習可能内容

- 誤嚥性肺炎の病態と看護
- 吸引の方法
- 呼吸困難患者のアセスメント方法
- 高齢患者の心情
- 緊張をどうやってほぐすか

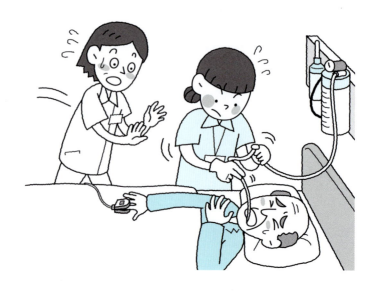

●教師の意図
（この事例において、どのようなことを学生に学んでもらいたいか）

●その後のシナリオ（学生にどのように発問し、関わっていくか）

学生の発言	教師の発言	教師の意図

●シナリオの振り返り

☐ 学生の直接的経験を聴くことから始めているか

☐ 学生の強みを認めているか

☐ 学生のリフレクション(反省的思考)を促しているか

研修事例10 患者との距離感がわからない学生
―言われるがままになる

患者情報

Rさん、73歳男性、統合失調症。30代で発症、以降入退院を繰り返している。患者の精神症状は目立たなくなってきているが、時折独語している。ここ数年、下肢の筋力低下で歩行困難があり歩行器を使用している。普段ほとんど単独で行動し、人を寄せ付けない雰囲気があるが、コミュニケーションは普通にとれる。看護師に対して、タオルを取ってきてほしい、買い物に行ってきてほしいなど依存的な要求も見られる。

学生情報

斎藤さん、25歳女性。2年次における開放病棟での精神看護学実習中。性格はまじめでやや気が弱い印象。患者から拒絶されても、患者に関わろうとする気持ちがある。プロセスレコードを書いても、考えや判断、感情を十分に書くことができず、そのため考察も不十分になってしまっている。

実習目標

①精神疾患・障害のある人(対象)を理解できる
②患者-看護師関係における治療的プロセスの重要性が理解できる
③精神看護における倫理観を養うことができる
④対象への治療の実際と、治療上必要な看護の実際が理解できる
⑤対象の健康状態をアセスメントし、日常生活上必要な援助ができる
⑥看護学生として適切かつ責任のある行動がとれる

出来事

患者は、実習で学生が受け持つことは了承したが、受け持ち初日より「コップを病室から取ってきて」「お茶を入れてきて」と依存したりする傾向があった。学生は、患者の機嫌がよさそうなときは2～3時間そばにおり、「あっちに行ってくれ」と言われてから距離をとることを繰り返していた。また、患者の依存的な要求に対しては、それが看護と考え言われるままに援助していた。実習が2週目に入っても、同様の状況であったため、患者との距離のとり方について教師が指導しようと思った。

「斎藤さん、あのね……」

「はい、なんですか先生?」

🔖 学生の直接的経験（学生が経験したこととその思い）
- 2年次の精神看護学実習中である
- 患者は何かを取ってきてなど、学生を頼ってくることが多い
- ずっと患者のそばにいると「あっちに行ってくれ」と言われる
- 患者は精神疾患だから気分にムラがあり、あれこれ言うのだろうかと考えている
- 患者のそばにいて、その手伝いができたらいいと思っている

🔖 現場で起きたことと患者の思いの推測
- 学生は何も言わなければ、ずっとそばにいる
- 学生は言うことをよく聴いてくれると思っているだろう
- 歩くのがしんどいから学生が何でもしてくれるのは助かると思っているのだろう
- それでも、ずっと学生がそばにいると疲れてしまうのではないか

🔖 学生の強み
- まじめである
- あっちに行けと患者に言われても、また患者のところに行くことができる
- 患者の言うことに嫌がらずに対応できる
- 患者に関わろうとする気持ちがある

学生の課題

個人の特性
- 気が弱い
- 自らの感情に気づくのが苦手である
- 患者の気持ちを推察することができない

学習上の課題
- プロセスレコードの書き方がわからない
- 看護と手伝いとの違いが明確ではない
- 精神科看護における看護についての理解がない
- 患者との距離感がわからない

学生の学習可能内容

- プロセスレコードの書き方
- 統合失調症の病態と看護
- 患者との距離感の保ち方
- 看護理論について
- 自己理解
- 他者の心情の推察

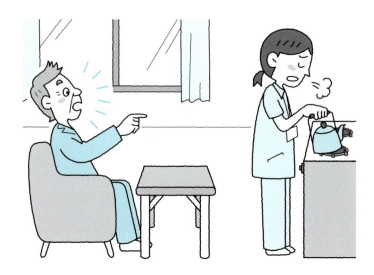

●教師の意図
（この事例において、どのようなことを学生に学んでもらいたいか）

●その後のシナリオ（学生にどのように発問し、関わっていくか）

学生の発言	教師の発言	教師の意図

●シナリオの振り返り

☐ 学生の直接的経験を聴くことから始めているか

☐ 学生の強みを認めているか

☐ 学生のリフレクション（反省的思考）を促しているか

研修事例11　患者にケアを強要する学生
―思い込み・正義感が強い

患者情報

　Sさん、48歳男性。肺がん終末期。独身。近親者は遠方在住。30歳で起業した会社経営者で、社内では敏腕と評価されていた。プライドが高く頑固で強情だが、納得できればすんなり譲歩できる人だと社員たちは話していた。病室は個室で、面会者は会社の秘書や取締役たちであった。

　Sさんは、「長年仕事の付き合いで飲みに行く機会が多かったから、タバコを止められなかったんですよ。チェーンスモーカーでしたが、健康診断で肺がんかもしれないと言われて頑張って減らしました」と入院時の既往歴聴取の際に言っていた。学生のことは、「娘って言ってもいいくらいの年齢だからね。若い子とあまり話したことがないからちょっと気まずさはあるよね」と受け持ち看護師に話していた。

学生情報

　清水さん、22歳女性。4年生、成人看護学急性期実習中。とてもまじめで勉強熱心であることから、教師からの信望も厚い。座学では4年間トップの成績であったが、頭が固く思い込んだら意見を変えないため、実習評価はあまり高くないほうである。言葉遣いは丁寧だが、表情が硬く笑顔が少ない。曲がったことが嫌いな性格と自己分析していた。

実習目標

①生活者としての患者の身体的・精神的・社会的な特徴が理解できる
②成人期にある患者の発達段階をとらえ、急性期における病態・治療・症状が患者の身体的・精神的・社会的状況に及ぼす影響について理解することができる
③急性期の患者に必要な看護、苦痛の緩和、早期回復に向けての援助方法が理解できる
④周術期にある患者に必要な看護計画を立案でき、患者の状態に応じた観察および援助が行なえる
⑤家族・近親者の抱く不安や役割を理解し、必要な援助ができる
⑥急性期における医療従事者間の協働の重要性について考え、各々の役割が理解できる

出来事

　成人看護学実習において、学生は肺がんの患者を受け持ったが、受け持ち初日に実習指導者から「昨日検査結果が判明して、がんが進行しているので手術適応ではない。化学療法を行なって、のちのち緩和ケアに移行することになるでしょう」と説明を受けた。

患者は前日にその話を聞いており、「悪性と言われていたので、遅かれ早かれそうなると思っていました。ただ、こんなに早いとは思わなかったから、色々片付けないといけないこともあるし、困るよね…」と学生に話した。実習3日目午前中に教師に報告に来た。

「清水さん、どうしました？」

「Sさんのお部屋がタバコ臭いのです。床頭台にタバコもありました。よく病室を空けているのでもしかしたらどこかで喫煙しているのかもしれません」

【その日の午後】

「Sさんにタバコのことをお話しして、いろいろ情報収集しました。入院前は1日2箱吸っていたそうですが、入院してからは1日5本程度に減ったそうです。でも、肺がんの患者さんで病院は禁煙だからタバコを止めるよう説明しました。難しいときは禁煙外来の受診ができることも説明しました」

「……」

その後、教師が患者の部屋を訪室したところ、「先生、清水さんからタバコやめるように言われたけど、いまさら止めてもね…。それに入院中はストレスも多いしね。清水さんの気持ちはありがたいけどね。今はそれどころじゃないし…」と患者から打ち明けられた。

学生の直接的経験（学生が経験したこととその思い）

- 成人看護学実習3日目
- 受け持った患者が末期がんだった
- 患者に対して喫煙の情報収集を行ない、患者が現在でも喫煙していることを知った
- 患者はがんなのにタバコを吸っているのはよくない
- 患者に対して禁煙を勧めた
- 看護として禁煙の指導ができたことを教員に報告した
- 患者のためになることができて嬉しい

現場で起きたことと患者の思いの推測

- 末期がんと告知された
- これからいろいろなことを片付けないといけないと思っているだろう
- がんかもしれないと言われたときにタバコは減らしたが、もういまさらだなと

感じているのではないか
- 娘みたいな年齢の学生が受け持ちになったことに戸惑っているようだ
- 学生は私の身体のことを考えて禁煙を勧めてくれているのだろうと思っているだろう
- 学生を哀しませるのも悪いから話を聞いておこうと思っているのではないか
- いまさら我慢する意味はないと考えているのではないか

学生の強み
- まじめで勉強熱心である
- 事前勉強もしっかり行なう
- 正義感が強い
- 丁寧な言葉遣いができる
- においの変化に気づくことができる
- 自分の考えを患者に話すことができる
- 肺がんと喫煙の関係を学習している
- 実施したことを教師に報告できる

学生の課題

個人の特性
- 頭が固い
- 表情が硬い
- 思い込んだら意見を変えられない
- 笑顔が少ない

学習上の課題
- 終末期ケアにおけるQOLの意義をわかっていない
- 終末期患者の心情を理解できていない
- 患者の心情や考えを聴くことが苦手である

学生の学習可能内容
- 肺がんの病態
- 末期がん患者の心情の理解
- 終末期看護
- 患者のQOLについて
- 看護の優先順位
- 患者の話を聴くということ

第4章　シナリオをつくろう 研修事例18　147

● 教師の意図
（この事例において、どのようなことを学生に学んでもらいたいか）

● その後のシナリオ（学生にどのように発問し、関わっていくか）

学生の発言	教師の発言	教師の意図

● シナリオの振り返り

☐ 学生の直接的経験を聴くことから始めているか

☐ 学生の強みを認めているか

☐ 学生のリフレクション（反省的思考）を促しているか

研修事例12 患者の状態をアセスメントできない学生① ―視野が狭い

患者情報

Tさん、85歳女性。多発性骨髄腫。今回、肺炎を発症し入院となった。WBC、CRPともに高値が続いており、SpO_2が90％を切ることもある。もともとADLは自立していたが、入院後はベッド上の生活となっている。日々倦怠感が増強し、腰痛（骨痛）が出現し、身体的、精神的に厳しい状況で、「退院できるかな…」と不安を訴えるようになった。M蛋白：増加、アルブミン値は2.7 g/dL、Ca 13 mg/dL、Hb 8.7 g/dL、Cr 2.1 mg/dLと多発性骨髄腫に関するデータも悪化してきている。娘夫婦と同居している。

学生情報

山崎さん、21歳、女性。成人看護学実習中。成績は中の下くらい。物事をはっきり言い、プライドが高い。グループ内でも仕切るタイプでリーダー的役割を担うことが多い。物事を強引に進めようとすることもあるが、納得する意見を言われると聞く耳をもっている。他人が嫌がることでも必要であれば自ら行なう責任感の強い学生である。

★Point 84 はっきり物が言えることは強み。プライドが高いのも今までの経験上、何か自信のあることをもっているのでしょう

★Point 85 リーダーを担う機会が多いことは、学びがありよい経験

★Point 86 感情に走らず、きちんと人の意見を聞く耳をもてることは重要です

★Point 87 これはなかなかできないこと、大きな強みです

実習目標

①患者およびその家族との援助的関係を成立発展させることができる
②慢性疾患の病態、検査、治療過程について理解し、適切な看護支援について考えることができる
③患者および家族のセルフケア・セルフマネジメントへの支援について考えることができる
④慢性疾患をもつ対象を全人的に理解し、個別性に配慮した看護過程が展開できる
⑤看護専門職としての適切な姿勢・態度を養うことができる
⑥チーム医療における看護専門職の役割と他職種との連携を学ぶ
⑦自己を振り返り、今後の学習の方向性を明確にできる

出来事

受け持ち2週目になっても、肺炎に関する看護問題、看護計画はでてきているものの、その他のことについては、情報として記載はされているが、アセスメントも表面的で適切に解釈されておらず、問題点として挙げられていない。教師は、今、患者が抱えている重要な課題、ベッド上の生活であることや多発性骨髄腫の悪化、それに伴う不安などについて、学生はどうとらえているのか、疑問に感じ、問いかけた。

「山崎さん、Tさんは肺炎のこと以外にも、看護問題としてとらえられる点が多くあると思うけど、その点は、どんなふうに考えてる？」

「ほかにも問題はいろいろあると思いますけど、今回は肺炎の治療目的で入院されているので、その問題に焦点を当て、看護的に解決していけばいいと思ったので、その計画をしっかり考えてきています。あれもこれもやろうとすると、わけがわからなくなって、逆に何もできないで終わってしまいそうなので」

学生の直接的経験（学生が経験したこととその思い）
- 受け持った患者は多発性骨髄腫をもっているが、今回の入院は肺炎なので、今重視することは肺炎だと思った
- 自分なりに最も重要と思う看護問題を挙げ、計画をしっかり立ててきたと思っている
- あれもこれもと計画を立てると自分が何もできなくなってしまうと思った
- 患者のために、自分にできることを1つでもやり遂げたいと思っている
- 教師に、なぜ多くのほかの問題を見ないのかと質問されたことに対して、自分なりの意見を伝えた

現場で起きたことと患者の思いの推測
- 学生は、多発性骨髄腫を原病としてもっている肺炎患者を受け持った
- 患者は肺炎による呼吸機能の悪化だけでなく、多発性骨髄腫に関するデータも悪化している
- 患者は倦怠感と骨痛を訴えている
- 自らが高齢であること、ADLがベッド上の生活になってしまったこと、多発性骨髄腫や肺炎による身体的、精神的苦痛により退院できるかわからないと各種の不安を感じているのであろう

学生の強み
- 物事をはっきり言える
- 自信がある
- グループを仕切ることができる
- 納得できる意見には耳を傾ける
- ほかの人が嫌がることでもやる
- 責任感が強い

学生の課題

個人の特性

- 俯瞰的に、総合的に患者をみることが苦手である
- 自分がわかる範囲、できる範囲のことのみを、患者の問題ととらえてしまう。ほかを見ようとしない
- わからない、ややこしいことは、やらなくてもよいと自分本位の理由をつけ、やらない

学習上の課題

- がん患者の心理の理解ができていない
- 患者の病態を理解し整理することができていない
- 多発性骨髄腫の病態の知識とアセスメントができていない
- 老年期の患者の心理についての理解ができていない

学生の学習可能内容

- 患者を総合的(トータル)にみることの重要性、その上で優先順位も含め看護上の問題をとらえること
- 自分本位な考え方、物事の決め方をしていないかについて振り返り考える
- 「看護とは、看護援助とは」という大前提の見直し
- 多発性骨髄腫の学習、ベッド上生活の患者への援助、不安を抱く患者への看護
- 情報の整理と総合の方法

●教師の意図
（この事例において、どのようなことを学生に学んでもらいたいか）

●その後のシナリオ（学生にどのように発問し、関わっていくか）

学生の発言	教師の発言	教師の意図

●シナリオの振り返り

☐ 学生の直接的経験を聴くことから始めているか

☐ 学生の強みを認めているか

☐ 学生のリフレクション(反省的思考)を促しているか

研修事例13　患者の状態をアセスメントできない学生②
―察することが苦手

患者情報
Uさん、50歳女性。乳がんの手術後（左乳房温存術＋腋窩リンパ節郭清）、夫と大学生の娘との3人暮らし。仕事は休職中。明るくて活動的。術後3日目、体を動かすと創部周囲に痛みが軽度出現、右上肢リンパ浮腫がみられ、ピリピリ感が持続している。他人に気を遣い、自分は我慢したり、無理したりしてしまうことがよくあるので心配と夫が話す。

学生情報
森さん、21歳女性。成人看護学慢性期実習中。まじめで一生懸命。成績はよいほうではない。抽象的な指示は伝わりにくい。丁寧に説明すれば理解できるが察することは苦手。今までの実習で、患者に受け持ちを断られた経験があり。今回の実習では、患者が自分を受け入れてくれていると感じ、嬉しく思っている。

★Point 88　説明次第で、きちんと理解できるということであります

★Point 89　実習するうえで、そう感じていることはモチベーションにつながります

実習目標
①患者およびその家族との援助的関係を成立発展させることができる
②慢性疾患の病態、検査、治療過程について理解し、適切な看護支援について考えることができる
③患者および家族のセルフケア・セルフマネジメントへの支援について考えることができる
④成人期の特徴を踏まえ、慢性疾患をもつ対象を全人的に理解し、個別性を配慮した看護過程が展開できる
⑤看護専門職としての適切な姿勢・態度を養うことができる
⑥チーム医療における看護専門職の役割と他職種との連携を学ぶ
⑦自己を振り返り、今後の学習の方向性を明確にできる

出来事
患者は、術後の創部痛やリンパ浮腫の苦痛を感じているにもかかわらず、学生訪室時には、学生の質問に丁寧に答えてくれていた。また「学生さんがいるから痛みも紛れるわ」と明るく話し、学生も少しでも患者の苦痛が紛れるならとたびたび訪室していた。電子カルテには、痛みが続いていること、リンパ浮腫のこと、退院後の仕事復帰のことなど、不安の訴えが書かれているが、学生の話や記録には出てこない。教師は、患者が学生に気を遣って、無理して話をしてくれているのかもしれないと思い、学生が訪室しているときに、部屋に行ってみた。創部辺りを軽くおさえながら学生と話している患者に、「大丈夫ですか？」と尋ねると、ほんの少し表情をゆがめながら「大丈夫ですよ。元気、元気、よくなってます」と言う。学生は、患

★Point 90　看護師として必要なケア精神です

者のそんなバーバル（言語的）な情報とノンバーバル（非言語的）な情報に不一致があることに気づく様子もなく会話し続けている。教師は学生を呼び、話をした。

「森さん、Ｕさんは今、どんな状態？痛みとか浮腫とか…？」

「術後、3日目なんで、まだ痛みはあるけど、Ｕさんがいつも大丈夫って言われてるんで、大丈夫だと思います。私が行くと痛みが紛れるみたいなんです」

学生の直接的経験（学生が経験したこととその思い）
- 手術後の患者を受け持っている
- 患者は、自分を快く受け入れてくれていると思っていた
- 痛みについてたずねると患者は大丈夫といつも言っているので、痛みについては問題ないと思った
- 自分がそばにいて話をすることで、患者は痛みが紛れると言っている
- 患者の痛みが少しでも軽減するよう、できるだけそばにいて話をしようと思っていた

現場で起きたことと患者との思いの推測
- 患者に創部痛についてたずねると、表情をゆがめながら大丈夫と言っている
- 患者は術後の創部痛やリンパ浮腫の苦痛があること、退院後の仕事復帰の不安について、看護師に訴えている
- 患者は学生には創部痛や浮腫、仕事復帰の不安について話していない
- 患者は学生と話すとき、創部辺りをおさえながら話している
- 創部痛や浮腫が続いていることから、退院後に仕事復帰できるか不安なのだろう
- 患者は気を遣い我慢をする性格なので、学生には苦痛や不安の訴えをせず、苦痛を我慢しながら学生に対応してくれているのだろう

学生の強み
- まじめで一生懸命
- 丁寧に説明すれば理解できる
- 今回の実習では、患者が自分を受け入れてくれていると感じ嬉しく思っている
- 患者のために頑張ろうと思っている

学生の課題

個人の特性
- 患者の言葉をそのまま鵜呑みにし、その裏に抱いている気持ちを察することができない
- ノンバーバルな情報に気づけない
- カルテや医療スタッフの情報からの気づきがない（自分の体験のみがすべて）

学習上の課題
- 苦痛時の観察項目とその徴候についての知識が不足している
- がん患者の心理についての理解が不足している
- 患者の話を聴くということができていない

学生の学習可能内容

- ノンバーバルな情報の解釈
- 自分の性格や物事のとらえ方の傾向を知る。観察能力、察知能力を知る
- がん患者の心理
- 患者の話を聴くこと
- がん患者の苦痛時の看護

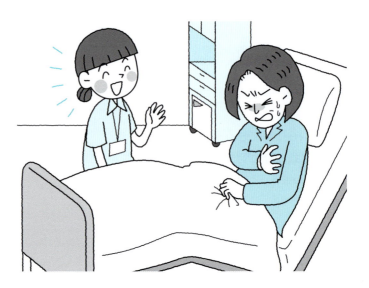

● 教師の意図
（この事例において、どのようなことを学生に学んでもらいたいか）

● その後のシナリオ（学生にどのように発問し、関わっていくか）

学生の発言	教師の発言	教師の意図

● シナリオの振り返り

□ 学生の直接的経験を聴くことから始めているか

□ 学生の強みを認めているか

□ 学生のリフレクション（反省的思考）を促しているか

研修事例14　患者に合わせた看護計画が立てられない学生
① —せっかちで先走る

患者情報

　Vさん、65歳男性。妻と2人暮らし。10年前に糖尿病を指摘され、教育入院後に食事療法を行なったが、血糖コントロールができず、2年前よりインスリン自己注射の導入となる。先月、定年退職し妻と人間ドックを受診し、精密検査でStageⅠA期の胃がんと診断された。自覚症状は全くない。今回手術目的で入院した。術後1日間はICUで管理し、〇月〇日に外科病棟に転棟した。旅行が趣味で、人間ドックの翌週から妻と海外旅行に行く予定であったが、予定外の入院でショックを受けて、受容できずにいる。

学生情報

　池田さん、19歳女性。基礎看護学Ⅱ実習中。2日目。成績は上位でグループメンバーとも仲良く接し、クラスではリーダーシップをとっている。負けず嫌いで、クラスメイトには『できない』と言えない性格であるが、教師に対しては素直に質問をするなど積極的な姿勢がみられ、援助希求行動もとれる。看護師になりたい思いが強く、実習に対するモチベーションも高い。担当の教師に、「患者さんのために自分ができることをしたい」と目標を述べていた。

実習目標
①受け持ち患者とコミュニケーションを図ることができる
②看護過程の展開を体験的に学ぶ
③患者のどのようなニードが充足され、どのようなニードが充足されていないか把握することができる
④受け持ち患者に行なわれている看護ケアに参加することができる
⑤看護ケアに対する患者の反応を観察し、自己の看護を評価することができる

出来事

　患者の転棟当日から看護学生の受け持ち開始。当日は体動時に創部痛あり、鎮痛薬でコントロールをしている。倦怠感の訴えがあり、受け持ち看護師に「きついからもう細かいお世話はしてくれなくていいよ」と言う。転棟当日の午後より第一歩行を開始した。学生の受け持ちに対しては受容的であった。

　受け持ち3日目の午後に病棟内を歩行中に、患者が「ちょっと疲れたのでデイルームで座って休んでから部屋に戻ります」と言った。学生は患者とデイルームに座ってノートのようなものを見ながら話をしていた。通りがかった教師が気になって声をかけたところ、学生が患者に観光地の写真を見せていた。患者は硬い表情をしていたので、教師が学生に「Vさんがお疲れのご様子なので、お部屋に戻って休

んでいただきましょう」と声をかけた。患者は、教師に「疲れたので部屋で休みたいです。ありがとうございます」と言い、学生に「手すり伝いに1人で歩けるから池田さんはいいですよ」と言った。学生は「Ｖさんが心配なのでついて行きます」と言い、患者を促して慌てて帰室した。帰室後に教師は学生を控室に呼び、対話した。

「池田さん、午後の散歩のときの様子について教えて。それから、Ｖさんと見ていた写真はどうしたの？」

「Ｖさんが旅行とカメラが趣味で早く旅に出たいとおっしゃっていたので、昨日自宅で自分が撮影した写真をアルバムにして持ってきました」

「アルバムはＶさんから直接何か頼まれたのですか？」

「いいえ。旅行とカメラが趣味だっておっしゃっていたから、私が今までに行ったことのある場所の写真でアルバムをつくってきました。Ｎさんの気持ちが紛れるかと思って」

「写真を見たときのＶさんの様子はどんな感じでしたか？」

「特に……。普通に見ていたと思います」

「そうですか……。帰室後にＶさんの様子を観察しましたか？」

「はい。特に問題ありませんでした」

学生の直接的経験
- 受け持ち患者と歩行訓練を行なった
- 途中で休憩をし、自作のアルバムを患者に見せた
- 教師から「Ｖさんがお疲れのご様子なので、お部屋に戻って休んでいただきましょう。」と言われた
- 患者から「疲れたので部屋で休みたいです。手すり伝いに1人で歩けるから学生さんはいいですよ。」と言われた

現場で起きたことと患者の思いの推測
- 旅行が好きで、海外旅行を計画していたのに入院・手術で行けなくなったことが、残念だし、やりきれない思いをしているのではないか
- きついときに学生から観光地の写真を見せられ不快になったのではないか
- 入院前のように体が動かず、先行きも見通せないのに学生に旅行の話をされてつらい気持ちになったのではないか

学生の強み

- 成績は上位であり、何事にも熱心に取り組む
- 教師に素直に質問をするなど積極的な姿勢がみられ、援助希求行動もとれる
- 看護師になりたい思いが強く、実習に対するモチベーションも高い
- 担当教師に、「患者さんのために自分ができることをしたい」と目標を述べていた

学生の課題

個人の特性

- 患者の状態を気遣うことができない
- 弱みを見せることができない
- ノンバーバルな情報に気づけない

学習上の課題

- 看護における観察の重要性を理解できていない
- がん患者の疼痛や倦怠感の理解とその観察ができていない
- 患者心理を推測することができない

学生の学習可能内容

- 胃がん患者の治療、術後経過、看護について
- がん患者の心理的援助、受容のプロセスについて
- 患者とのコミュニケーションについて
- ノンバーバル情報の解釈、そこからさらに必要な情報について

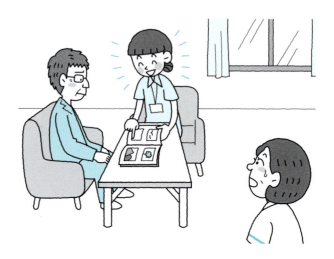

● 教師の意図
（この事例において、どのようなことを学生に学んでもらいたいか）

● その後のシナリオ（学生にどのように発問し、関わっていくか）

学生の発言	教師の発言	教師の意図

● シナリオの振り返り

☐ 学生の直接的経験を聴くことから始めているか

☐ 学生の強みを認めているか

☐ 学生のリフレクション（反省的思考）を促しているか

研修事例 15　患者に合わせた看護計画が立てられない学生 ②—時間がかかる

患者情報

Wさん、83歳女性。前十字靱帯損傷後3日が経過。年齢を考慮し保存治療となった。現在、腫れと痛みが強く移動は車椅子で行なっている。自宅療養は難しく、現在、退院後に入居する施設を探している状態である。

学生情報

橋本さん、28歳女性。3年次の成人看護学実習中。一度就職してから看護師を志した。知識不足からか病態などの理解までに時間がかかる様子で、前のクールの小児看護学実習でも関連図を書けなかったと申し送りがあった。患者に必要な看護や患者の想いを理解したいという気持ちはある様子で、サボることはせず、教師への相談もできている。しかし、患者とのコミュニケーションは緊張するようで、ベッドサイドに行っても沈黙が多い。

実習目標

①生活者としての患者の身体的・精神的・社会的な特徴が理解できる
②成人期にある患者の発達段階をとらえ、急性期および慢性期における病態・治療・症状が患者の身体的・精神的・社会的状況に及ぼす影響について理解することができる
③患者に必要な看護、苦痛の緩和、早期回復に向けての援助方法が理解できる
④患者に必要な看護計画を立案でき、患者の状態に応じた観察および援助が行なえる
⑤家族・近親者の抱く不安や役割を理解し、必要な援助ができる
⑥医療従事者間の協働の重要性について考え、各々の役割が理解できる

出来事

受け持ちから2週間が経過したが、アセスメント内容のすべての項目に「情報不足であるため情報収集し観察していく」と記載されており、必要な情報の収集ができていなかった。看護計画は、転倒のリスク状態となっており、疾患から看護計画を調べてきた様子で、実際の患者の状況に合わせたプラン内容にはなっていなかった。現在、学生は疼痛への対応や、筋力および可動域低下に対しての看護を担当看護師とともに行なっているが、それが看護計画に記載すべきことであるとなかなか理解できない。

「橋本さん、あのね……」

「先生、何ですか……」

🔷 学生の直接的経験（学生が経験したこととその思い）
- 3年次成人看護学実習中である
- 疼痛への対応や筋力および可動域低下に対しての看護は行っている
- 患者への看護や患者の思いを理解したいと思っている
- 患者とコミュニケーションをすることに緊張があるので、沈黙が多くなってしまう
- 患者とうまくコミュニケーションがとれないので、情報収集ができないと思っている
- 前十字靱帯損傷後の標準看護計画を調べると転倒のリスク状態とあったので、受け持ち患者にもあてはまると思っている
- 疼痛への対応や筋力および可動域低下に対しての看護は行なっているが、看護計画に記載していなかった

🔷 現場で起きたこと
- 学生は、患者が必要としている疼痛への看護や筋力および可動域低下に対しての看護は行なうことができている
- 学生は、実際に患者に実施している看護を、看護計画に記載していない
- 2週間が経過したにもかかわらず、アセスメント内容のすべての項目に情報不足であると記載しており、患者の情報収集とアセスメントができていない
- 情報収集とアセスメントができていないにもかかわらず、転倒のリスク状態で看護計画を立案している
- 学生が立案している看護計画は、患者の実情と合っていない

🔷 学生の強み
- 患者を理解したいという気持ちがある
- 教師に相談できる
- 休まずに実習に参加している
- 患者と話すことに緊張しても、患者のところに行ける

学生の課題

個人の特性
- 緊張が強い
- 情報と情報を結び付けて考えることが苦手

学習上の課題
- 病態理解に時間がかかる
- 情報からアセスメントし、看護計画につなげることができない
- 必要な情報収集ができない
- 情報を記録できない
- 実際に必要で実施している看護が、看護計画の1つであるということがわからない
- コミュニケーション技術が不十分である

学生の学習可能内容
- 前十字靱帯損傷後の保存療法の看護
- ADLが低下した高齢者の看護
- 自宅へ帰れない高齢者の心理
- 看護計画立案とアセスメントに必要な情報とその集め方
- 現在施している看護と、看護計画のプランの関係
- 記録の書き方

● 教師の意図
   （この事例において、どのようなことを学生に学んでもらいたいか）

● その後のシナリオ（学生にどのように発問し、関わっていくか）

学生の発言	教師の発言	教師の意図

● シナリオの振り返り

☐ 学生の直接的経験を聴くことから始めているか

☐ 学生の強みを認めているか

☐ 学生のリフレクション（反省的思考）を促しているか

研修事例16　末期がん患者へのケアに戸惑う学生
―コミュニケーションが不安

患者情報
　Xさん、55歳男性。婚姻歴がなく、独居で、家族との親交はほとんどない。見舞客は友人や職場の同僚たちである。初診時に盲腸がんの告知はされており、手術に対する受容はできている。入院時に実習学生が受け持つことに対して快諾していただいた。

学生情報
　阿部さん、21歳女性。3年次の成人看護学急性期実習中。性格は穏やかで物静かだが、友人が多く社交的な面もある。与えられた課題はきちんと取り組み、実習態度もまじめな学生である。家族構成は両親と自分を含む3姉妹で、中学・高校は女子校であった。父親や教師以外の成人男性と関わった経験が少なく、実習でも男性患者を受け持つのが初めてであったため、受け持ちに際して教師に患者とのコミュニケーションに関して不安を打ち明けていた。

実習目標
①生活者としての患者の身体的・精神的・社会的な特徴が理解できる
②成人期にある患者の発達段階をとらえ、急性期における病態・治療・症状が患者の身体的・精神的・社会的状況に及ぼす影響について理解することができる
③急性期の患者に必要な看護、苦痛の緩和、早期回復に向けての援助方法が理解できる
④周術期にある患者に必要な看護計画を立案でき、患者の状態に応じた観察および援助が行なえる
⑤家族・近親者の抱く不安や役割を理解し、必要な援助ができる
⑥急性期における医療従事者間の協働の重要性について考え、各々の役割が理解できる

出来事
　受け持ち2日目、学生は情報収集のため受け持ち患者の病室を訪室したがすぐに退室していた。教師は「阿部さん、Xさんのお部屋に何回か入っているのを見かけたんですが、何か困ったことがあるのではないですか？」と学生に尋ねた。学生は、「XさんのADLが自立していて、バイタルサインの測定以外の援助が何もありません。会話もはずまないので、居づらい気がして出てきました」と話した。受け持ち3日目、学生は患者の開腹手術を見学した。患者の盲腸がんが進行しているため、試験開腹のみで手術は終了した。手術後、深刻な顔で学生が教師に相談してきた。

「手術中に主治医の先生から試験開腹になったと聞きました。術前に考えていたよりもがんが進行し手術で摘出できないそうです。今後は、化学療法を行なうそうで、ポートを造設しました。Xさんには明日主治医の先生からお話があるそうです」

「そうだったの」

「Xさんは私の父と同じくらいの年齢でまだお若いのに、手術できないと聞いてショックでした。明日以降も実習で受け持ちは続くのに、どうやってXさんと接したらよいかわかりません」

学生の直接的経験（学生が経験したこととその思い）
- 成人看護学急性期実習2日目である
- 患者の年齢は自分の父親と同じくらいと思った
- 男性患者を受け持つのは初めてなので、どんな接し方をしたらいいのか不安に思っている
- 試験開腹したところがんの進行が早く、摘出できないということを知った
- 患者はADL自立で、バイタルサイン測定以外の援助が見つけられない
- 援助がないと何を話してよいのかわからないと思った
- 化学療法だけでがんが治るのだろうかと自分の知識不足に気がついた
- 患者はまだ若いのに手術できないほどがんが進行しているのを知らされたらショックだろうと思った
- 手術できないほどがんが進行していることを知らされる患者と、どんな顔で接したらよいのだろうと思い悩んでいる

現場で起きたことと患者の思いの推測
- 試験開腹を行なったががんの進行が早く、手術適応ではない
- 手術の結果については後日、説明されることになった
- がんが見つかったが、治るのだろうかと不安であろう
- 手術が成功するだろうか不安だろう
- 嫁も子どももいないし家族とも疎遠だし、心細いのではないか
- 若い女の子の学生がついてくれるのは嬉しいと思っているのではないか

学生の強み
- 穏やかである
- 社交的で友人が多い
- まじめに課題や実習に取り組める
- 不安があれば事前に教師に相談できる
- 患者の出来事を自らの身近な例に置き換えてショックを受ける感性がある

* 自他を分ける心の境界線、その考え方。自分も他人（患者・ケア対象者）も尊重しつつ、きちんと線引きしてとらえることが、ケア専門職に重要です

学生の課題

個人の特性

- 男性に対する不安感がある
- バウンダリー*が弱い

学習上の課題

- 直接的援助がない患者とのコミュニケーションができない
- 危機の受容のための支援ができない
- 共感・同情の違いと看護を行なうということができない
- 不安の看護ができない

学生の学習可能内容

- 盲腸がんの病態と治療
- 直接的援助が少ない患者とのコミュニケーション
- 手術できないほどがんが進行している患者の心理とその接し方
- 患者の危機の受容過程について
- 傾聴、受容、共感
- 壮年期男性患者の発達課題

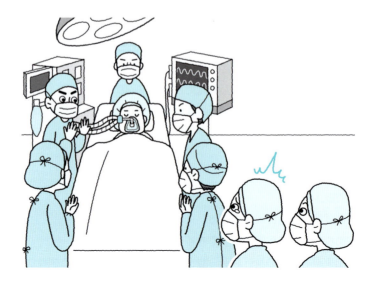

第4章　シナリオをつくろう　研修事例18

● **教師の意図**
　（この事例において、どのようなことを学生に学んでもらいたいか）

● **その後のシナリオ（学生にどのように発問し、関わっていくか）**

学生の発言	教師の発言	教師の意図

● **シナリオの振り返り**

□ 学生の直接的経験を聴くことから始めているか

□ 学生の強みを認めているか

□ 学生のリフレクション(反省的思考)を促しているか

研修事例17　グループメンバーに強く干渉する学生
―連携ができない

学生情報1

　石川さん、24歳女性。グループ内で山下さんの次に年長である。3年次の老年看護学Ⅱ実習中。文系学部を2年次で中退し看護学部に入学。看護師になりたいという気持ちが非常に強い。1年間同じ実習グループで臨地実習を行なうため、1年間リーダーをすることを自ら強く希望し、グループリーダーをしている。座学での成績は普通だが、実習に対し積極的で実践力が高く、予習復習も十分に行なっていた。患者への対応もよかった。一見リーダーシップがとれている様子であった。

学生情報2

　山下さん、29歳女性。老年看護学Ⅱ実習中。一般企業での社会人経験を経て入学。石川さんと同じ実習グループ。おっとりした性格で、言動がスローテンポである。何事にも丁寧なためミスを起こすことはないが、1つのことが完結するまでに時間を要する。控えめで、謙虚な性格である。グループ内で一番年長である。

実習目標

①老年期の患者の特徴を身体的・心理的・社会的側面から理解できる
②老年期の患者や家族とケアリング的関係性を形成することができる
③老年期の患者と家族に生じる看護上の問題を明確にし、退院後の生活を見据えた援助が実施できる
④老年期の患者に尊厳ある関わりができる
⑤保健医療チームの一員としての役割と連携を理解する

出来事

　老年看護学Ⅱ実習の4日目に学生が清拭で使用した物品を片付けていた。学生が使用する物品は2セットしか病棟にないため、山下さんの片付けを待って、石川さんがケアの準備をする予定であった。清拭用のベースンを山下さんが洗っている真横で石川さんが見えたのが気になって教師が足を止めたところ、

「何でベースンを洗うのがそんなに遅いの？もっと早くできないの？」

「石川さん、ごめんなさい！」

教師は2人の様子が気になってほかのグループメンバーに個別に話を聞いたところ、ほかの3人の学生から異口同音に「石川さんは山下さんに対しずっとそのような態度で、私たちはいたたまれない気持ちになっているのです」との話が聞かれた。
　教師が山下さんを呼んで話を聞くと、

「石川さんはよくできるし、私はそれに比べて全然できません。ほかのみんなにも迷惑をかけているのでいろいろ言われても仕方がないと思っています」

「……」

　ほかの3人の学生は、石川さんと実習中に一緒に実習病院近くのウィークリーマンションに滞在しているが、さらに「実習記録を書こうとすると石川さんが山下さんの悪口ばかり言うので集中できなくて困っています。実習でも疲れるのに、帰ってもそんな感じで精神的に疲れるし、このままなら石川さんと同じグループで実習したくないです」とのことであった。グループメンバー間の連携がとれておらず、日に日にグループメンバーが疲弊していく様子がみられた。

学生の直接的経験（学生たちが経験したこととその思い）
- 山下さんを除く4人の学生で実習中はウィークリーマンションに宿泊している
- 石川さんはリーダーとして皆をひっぱらないといけないと思っている
- 石川さんは山下さんが遅いせいで看護計画が実施できなくなってしまうと思っている
- 石川さんは山下さん以外のグループメンバーに愚痴を聴いてほしいと思っている
- 石川さんは、山下さんは一番年上なんだからしっかりしてほしい、自分が悪いと思っているならもっと頑張ればよいのにと思っている

現場で起きたこととほかの学生の思いの推測
- 山下さんのベースンを洗う速度が遅く、石川さんが使えなくなっていた
- 石川さんは山下さんにきつい対応をとっているように見えた
- 実習後も石川さんは山下さんの愚痴をグループメンバーに言っている
- 石川さんから山下さんの愚痴を聴かされて続けて、ほかのグループメンバーは精神的に疲れてきているのだろう

学生の強み
- 看護師になりたいという気持ちが強い
- グループリーダーをやろうという意欲がある

- 実習に対して積極的である
- 看護実践力が高く、患者への対応もよくとれている
- 年上の相手にも、物事をはっきり言うことができる

学生の課題

個人の特性

- 他者に対して敬意を払うことができない
- 自分がどのように見られているか気づかない
- 他者の精神的苦痛に気づくことができない
- 思ったことは言わずにいられない
- 他者の長所に気づくことができない

学習上の課題

- アサーティブなコミュニケーションがわからない
- チームにおけるリーダーのあり方の理解が不足している
- グループの雰囲気とパフォーマンスの関係についての理解が不足している

学生の学習可能内容

- 人を尊重すること
- アサーティブ・コミュニケーション
- グループにおけるリーダーの役割
- 他者の気持ちを推察すること
- 自己の怒りのコントロール
- 看護におけるチームのあり方と実際

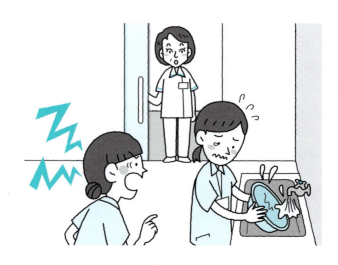

●教師の意図
（この事例において、どのようなことを学生に学んでもらいたいか）

●その後のシナリオ（学生にどのように発問し、関わっていくか）

学生の発言	教師の発言	教師の意図

●シナリオの振り返り

□ 学生の直接的経験を聴くことから始めているか

□ 学生の強みを認めているか

□ 学生のリフレクション（反省的思考）を促しているか

研修事例18　インシデントレポートを提出した学生
―実習がこわい

患者情報
Yさん、84歳女性。夫と死別後、1人暮らし。肺炎で入院、酸素療法中。穏やかで優しい性格。学生を孫のように感じている。

学生情報
中島さん、女性20歳。基礎看護学実習中、今回初めて患者を受け持つ。学内の演習にまじめに取り組み、実習前には看護技術の練習を自主的に行なってきた。まじめで誠実。じっくり考えてゆっくり行動するタイプで、器用なほうではなく同時に複数の行為をすることは苦手、急がされたり多くの指示を与えられるといっぱいいっぱいになる。友達もまじめな学生が多い。初めての病棟実習でかなり緊張している。

★Point 91　まじめに学習する態度は強みです

★Point 92　誠実さは大切。ゆっくりではあるがじっくり考えて行動することも重要です

★Point 93　まじめな仲間が多いことも強みの1つです

実習目標
①患者とコミュニケーションがとれ、患者を理解できる
②患者の身体的・心理的・社会的側面から情報収集ができる
③情報をもとにアセスメントし、患者の生活上の問題点を言える
④看護計画の立案ができる
⑤患者の看護を指導のもとに行なうことができ、評価できる
⑥患者の権利擁護および看護者としての倫理的配慮について考えることができる
⑦看護実践の場における看護師の役割が言える
⑧実習を通して、看護に対する考えを深めることができる

出来事
基礎看護学実習、受け持ち2日目、X線検査に行く患者に看護師とともに車椅子移乗の介助を行なった。学生は車椅子をおさえ、看護師がメインで移乗を行なうこととなっていた。移乗の際、学生が車椅子のストッパーを止め忘れてしまい、車椅子が動いて患者が床に倒れてしまった。看護師が付き添っていたこともあり、学生に対する叱責はなかったが、学生はその後、実習に行くのをこわがるようになり、患者に何かしようとすると涙が出てくるようになった。この状況を受け、教師は学生とゆっくり面談することとした。

「中島さん、大丈夫？　患者さんのところに行くのが、少しこわくなっちゃったかな？　今、どんなこと考えてる？　教えてくれるかな？」

「Yさんを危険な目にあわせてしまって、大変なことをしてしまい申し訳な

くて、申し訳なくて…。Ｙさんは、怪我してないし大丈夫、気にしないでいいよって言ってくださるけど、そのことを思い出すと、また自分がＹさんに何か危険なことをやってしまうんじゃないかとこわくて、なかなかＹさんのところに行けないんです。」

★Point 94
自分の失敗を素直に受け止め、患者に申し訳ないと感じています

「……」

「演習で習ったばかりの移乗を看護師さんがどうやって行なうか、しっかり見ておこうと思ってみてたら、肝心のストッパーを忘れてしまってて…、あんなに練習したはずなのに…（涙）、あと、酸素療法のチューブがひっかからないかも気になってしまって…」

★Point 95
学んだことを実践と結び付け、学びとろうとする態度

★Point 96
ほかのリスクの存在にも気づけています

学生の直接的経験（学生が経験したこととその思い）
- 初めて患者を受け持つ基礎看護学実習中である
- 初めての病棟実習で緊張している
- 患者の移乗の介助の際、学生が車椅子のストッパーを止め忘れたことで、看護師が移乗介助していた患者が車椅子から落ちてしまった
- 大変なことをしたと申し訳なく感じている
- また、患者を危険な目にあわせてしまうのではないかとこわくなっている
- 患者に何かケアをしようとすると、涙が出てきてしまう

現場で起きたことと患者の思いの推測
- 車椅子移乗の際、看護師指導下で学生がストッパーを止め忘れて、患者が床に転倒した
- 患者は、看護師と学生に移乗を委ねており、床に倒れたときは驚いただろう
- 患者はどこも痛くなく怪我してないから大丈夫と学生に声をかけてくれている
- 患者は落ち込んでいる学生を哀れに思い、励ましてくれたのかもしれない
- 患者は学生がケアに参加することを拒否しているわけではない

学生の強み
- 実習前に学内で演習にまじめに取り組み、自主練習もしっかり行なっている
- まじめで誠実で、じっくり考えてゆっくり行動する
- 友達もまじめな学生が多い
- 患者に申し訳ないことをしたと、自分の過ちを素直に反省している
- 看護師の移乗のスキルを学びとろうとしていた
- 酸素チューブがひっかかり外れてしまわないかという留意点にも気づけている

学生の課題

個人の特性
- 同時に複数のことに気を配ることができない
- 同時に複数のことがあると敏速に動けなくなる

学習上の課題
- 安全確認の徹底ができていない
- 車椅子移乗の際の場面のイメージが不足している
- 初めて行なうときは、まず自分の役割に集中し、徐々にできることを拡大していくということを意識できていない
- 精神的リカバリーができない

学生の学習可能内容

- 安全管理、安全確認の重要性
- 車椅子移乗などのケア場面のイメージトレーニング
- 自分の性格や行動パターンの理解(そのうえで、学生ができること・できないことの明確化)
- 失敗から学ぶ、失敗を繰り返さない工夫

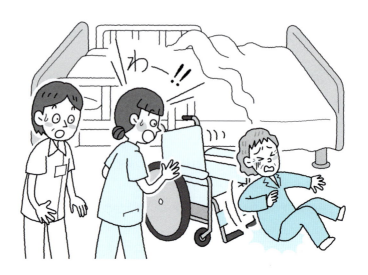

●教師の意図
（この事例において、どのようなことを学生に学んでもらいたいか）

●その後のシナリオ（学生にどのように発問し、関わっていくか）

学生の発言	教師の発言	教師の意図

●シナリオの振り返り

☐ 学生の直接的経験を聴くことから始めているか

☐ 学生の強みを認めているか

☐ 学生のリフレクション（反省的思考）を促しているか

索引

数字・欧文

数字

2型糖尿病 ... 69, 74, 78

欧文

ADHD (Attention Deficit Hyperactivity Disorder) ... 97
andragogy ... 5
Bandura A ... 5, 8
Benner P ... 5
CN (Certified Nurse) ... 21
CNS (Certified Nurse Specialist) ... 21
Dewey J ... 5, 8
FD (Faculty Development) ... 4
Google検索 ... 23
Gordon M ... 76
'I' メッセージ ... 16, 17, 22, 56, 62, 68, 73, 77
———, 教師としての ... 101
Knowles M ... 8
learning climate ... 6
Leininger M ... 5
Levin K ... 14
Maslow A ... 20
Mayeroff M ... 8
Noddings N ... 8
reflection in practice ... 17, 20
reframing ... 15
S情報 ... 77, 94
Schön D ... 9
teaching tips ... 14
Watson J ... 5, 23

和文

あ

悪性リンパ腫 ... 92
アサーティブ・コミュニケーション ... 170
アセスメント, 表面的な ... 148
頭が固い学生 ... 146
アテローム血栓性脳梗塞 ... 64
アンドラゴジー ... 5, 8

い

怒りのコントロール ... 170
胃がん ... 156
———, 早期 ... 41
移行期, 学生から看護師への ... 37
易出血状態 ... 95
依存的な要求, 患者の ... 140
一夜漬け, 試験勉強の ... 120
イメージマップ ... 3
いろいろと教えたくなること ... 11
言われるがままになる学生 ... 140
インシデント事案 ... 95
インシデントレポートを提出した学生 ... 172

う・え

受け持ち拒否, 患者から ... 43
援助希求行動 ... 156
エンパワメント教育 ... 11

お

オープンリード ... 11, 16, 17, 19, 67
怒られ方, 教師からの/腑に落ちない ... 23
教えすぎないこと ... 14
落ち込んでいる学生 ... 67
おっとりした性格の学生 ... 168
おとなの学び ... 5
思い込み
———, 学生の ... 13
———, 教師の ... 57
———, 正義感が強い学生 ... 144
オリーブオイル ... 41
オリエンテーション ... 10
———, 実習前 ... 116

か

化学療法 ... 92, 144, 165
関わりの方向性, 学生との ... 14
学習意欲のない学生 ... 59
学習可能内容 ... 8, 13, 28, 45

──，実習学生の 12
学習者 5, 54
学習上の課題，個人特性が関係する 37
学習的雰囲気 2, 38
　　──，教師の 6
　　──を提供する力 9
学生
　　──，ADHD（注意欠如・多動症）の 97
　　──，頭が固い 146
　　──，落ち込んでいる 67
　　──，おっとりした性格の 168
　　──，学習意欲のない 59
　　──，学習者としての 54
　　──，考えが浅い 116
　　──，看護計画が実施できない 58
　　──，患者との距離感がわからない 140
　　──，患者に合わせた看護計画が立てられない 156, 160
　　──，患者に拒否された 64, 65
　　──，患者に自らの価値観を押し付ける 69
　　──，患者に予定変更を言い出せなかった . 128
　　──，患者のアクシデントや急変を自分のせいにする 83
　　──，患者の状態をアセスメントできない 74, 152
　　──，気が弱い 128
　　──，客観視ができない 78
　　──，休学した 77
　　──，教師の指示を守らない 112
　　──，気力がない 105
　　──，記録・課題に時間がかかる 104
　　──，緊張しやすい 136
　　──，グループメンバーに強く干渉する 168
　　──，ケア後にクレームの対象となった 87
　　──，欠席しがちな 104
　　──，現場判断がわからない 120
　　──，答えのない現実に直面している 97
　　──，コミュニケーションが苦手な/不安な 61, 164
　　──，根拠のない自信がある 112
　　──，察することが苦手な 152
　　──，自己評価の高い 78, 82
　　──，自己表出の少ない 11, 12
　　──，自身の長所，短所が整理できていない ... 92
　　──，自責傾向が強い 124
　　──，実習がこわい 172
　　──，実習指導者に不満がある 120
　　──，失敗の報告をしない 108
　　──，集中するとほかが見えなくなる 136
　　──，消極的で受け身の 83
　　──，情報収集がわからない 74
　　──，褥婦のケアができずに後悔した 124
　　──，ショックを受けている 64, 85, 96
　　──，せっかちで先走る 156
　　──，積極性が空回り 69
　　──，積極的な姿勢が見えない 58
　　──，想像力が乏しい 108
　　──，相談せずにケアを実施しようとする ... 116
　　──，体調の悪い 105
　　──，態度の悪い 52
　　──，多重課題で優先順位がわからなくなった ... 132
　　──，誰のための看護かがズレている 87
　　──，特別な支援を要する 3
　　──，トラウマを抱える 23
　　──，何でも教えてもらいたがる 14
　　──，ヒヤリハットに動転した 92
　　──，表情が固い 146
　　──，訪室の少ない 52
　　──，本来，看護の志望でなかった 104
　　──，まじめでおっとりの 132
　　──，末期がん患者へのケアに戸惑う 164
　　──，やる気がない（ように見える）...... 52, 104
　　──から看護師への移行期 37
　　──の思い込み 13
　　──の学習可能内容 27, 28
　　──の学習への信頼 9
　　──の課題 28, 29
　　──の語り 55
　　──の気づき 56
　　──の疑問 73
　　──の好む指導のされ方 10
　　──の自己評価 82
　　──の資質 2
　　──の成功体験 59
　　──の直接的経験 26, 28
　　──の直接的経験の把握 10
　　──の強み 12, 26, 28, 29
　　──のパニック 41
　　──の優しさ 56
　　──の理解度 24
　　──のレディネス 3, 76
学生側の努力 10
学生情報 28
学生理解 9
過去のトラウマ 44
課題の未提出，遅提出 108
髪を洗いたい患者 133
考えが浅い学生 116
考え方のコツ 14
環境としての看護師 23
看護
　　──であるもの 19
　　──の実習教育 3
　　──の情報 76
看護学教育モデル・コア・カリキュラム 2
看護学実習 6

看護過程 75, 77
看護教師，反省的実践家としての 9
看護計画 74, 78
看護問題 74
患者
　——からの苦情 91
　——との距離感 66
　——に拒否された学生 65
　——にケアを強要する学生 144
　——の依存的な要求 140
　——の行動変容 72
　——の心情 72
患者教育 33
患者情報 28
患者理解 9
感情失禁，初産婦の 125
感情部分，患者の行動変容における 72
関連図 16
　——が書けない 160
緩和ケア 144

● き

気が弱い学生 128
基礎看護学Ⅱ実習 46, 48, 112, 116, 156
基礎看護学実習 172
気づき，学生の 56
詰問 61, 90
決めつけ，教師による 12, 38
客観視ができない学生 78
キャッチボールのような会話 82
キャリアが邪魔になるとき，教員の 22
休学した学生 77
教育，指導型の 2
教育技法 9
教育大改革，2020年の 2
教育入院 108
教育目標 16
共感 11
教材化 13
　——，教師による 6
　——，実習場面の 6
　——していく流れ 4
　——に必要な教師の能力 8
　——の手順，経験型実習教育の 27
　——のプロセス 6, 55
教材化モデル，実習場面の 5
教師 6
　——との対話 73
　——による決めつけ 12, 38
　——による教材化 6

　——の意図 27
　——の思い込み 57
　——の決めつけ 55
　——の思考，経験型実習教育における ... 27
　——の指示を守る必要性 113
　——の態度 6
　——の雰囲気 6
共同生活援助 87
距離感，患者との 66, 68
気力がない学生 105
記録・課題に時間がかかる学生 104
禁煙外来 145
筋固縮 58
緊張
　——，実習学生の 172
　——しやすい学生 136

● く

苦情，患者からの 91
口すぼめ呼吸 128
グループダイナミックス 14
グループにおけるリーダーの役割 170
グループメンバー間の連携 169
車椅子 48, 69, 78, 116, 172

● け

ケアホーム 87
ケアリング 5, 8
経験
　——，できなかったという 50
　——から学ぶ力 2
　——の意味 29
　——の意味づけ 15
　——の表現 3
　——の振り返り 3
経験型実習教育 2, 5, 29, 37, 45
　——における教師の思考 27
　——における声掛け 27
　——における授業過程 10
　——の教材化の手順 27
　——の第一歩 24
『経験型実習教育　看護師をはぐくむ理論と実践』 ... 2
頸髄損傷 78
傾聴 11
契約，実習学生との 10
ケーススタディ 3
ケースワーク 4
欠席しがちな学生 104
言語化能力（知識） 9

言語聴覚士 (ST) 34, 48
言語的な情報，患者の 153
現場で起きたことと患者/療養者/指導者の思い 28
現場判断がわからない学生 120

● こ

コア・カリキュラム，看護学教育モデルの 2
行為のなかの省察 9, 20
構音障害 64
高血圧 74, 112
行動-結果予期 12
行動計画，白紙の 49
行動変容，患者の 72
合理的配慮 98
高齢者観，学生の 64
高齢者の生活史 64
声かけ，経験型実習教育における 27
誤嚥性肺炎 48, 136
ゴードン 76
呼吸リハビリテーション 128
答えのない現実に直面している学生 97
言葉かけ，学生の力を認めた 86
個別指導 108
コミュニケーション
　　── ，苦手意識 59
　　── が苦手 61
　　── が不安な学生 164
根拠のない自信がある学生 112

● さ

在宅看護論実習 58, 78, 83, 87
サイドスペース 4, 27
察することが苦手な学生 152
産後うつ 124
酸素療法 172

● し

ジェネレーションギャップ 132
試験開腹 164
自己効力理論 5, 8, 12
自己評価
　　── ，学生の 82
　　── の高い学生 82
自己表出の少ない学生 11
脂質異常症 74
自身の長所・短所が整理できていない学生 92
自責傾向が強い学生 124
事前学習 108

実習
　　── がこわい学生 172
　　── で初めて耳にする言葉 23
実習教育，看護の 3
実習指導者
　　── からのネガティブ情報 58
　　── からの不満，学生への 120
　　── の質問や助言 63
　　── への不満，学生の 120
実習場面
　　── の教材化 6
　　── の教材化モデル 5
実習目標 28, 45
　　── と経験型実習教育との関係 45
　　── の達成 27
失敗を繰り返さない工夫 174
質問 8, 16
　　── と発問の違い 16
　　──・発問のフローチャート 17
指導型の教育 2
指導者情報 28
指導のされ方，学生の好む 10
視野の拡張 62
ジャムパン 70
シャワー浴 87, 88, 116
集団力学 14
終末期 46, 49, 144
授業過程
　　── ，経験型実習教育における 10
　　── ，経験型実習教育の教師の能力と対応する .. 8
術後の創部痛 152
状況-結果予期 12
状況把握能力 9
状況をイメージできる力 20
消極的で受身の学生 83
省察 3, 20
情報，断片的な 63
情報シート 49
情報収集がわからない学生 74
ショーン 9, 20
食事介助 34
食事療法 70, 156
助言，フラットな 45
ショック
　　── で落ち込んでいる学生 64
　　── を受けている学生 85
自律授乳 124
神経因性膀胱 78
靱帯損傷 160
心不全 30
　　── ，慢性 116

●す

- 推測はあくまで推測 ... 12
- スーパーバイザー ... 3, 4, 29
- すくみ足 ... 58
- ストーマケア ... 52
- スロースターター ... 10

●せ

- 正解
  - ── が強すぎる，教師の ... 18
  - ── を強くもちすぎない ... 17
- 生活史，高齢者の ... 64
- 成功体験，学生の ... 59
- 清拭 ... 46
- 成人看護学急性期実習 ... 38, 97, 128, 132, 144, 164
- 成人看護学実習 ... 52, 69, 74, 92, 136, 148, 160
- 精神看護学実習 ... 140
- 成人看護学慢性期実習 ... 30, 34, 108, 152
- 成人教育学 ... 5
- 精神障害者グループホーム ... 87
- せっかちで先走る学生 ... 156
- 積極性が空回りする学生 ... 69
- 積極的な姿勢が見えない学生 ... 58
- セルフケア ... 52
- セルフマネジメント ... 52, 71
- 前十字靱帯損傷 ... 160
- 洗髪 ... 133
- 専門看護師 ... 21

●そ

- 早期胃がん ... 41
- 想像力が乏しい学生 ... 108
- 創部痛 ... 70, 156
  - ──，術後の ... 152
- 足趾の切断術 ... 69
- 啐啄同時 ... 14
- その後のシナリオ ... 27

●た

- ターミナル期 ... 46
- ターミナルケア ... 48
- 第一歩，経験型実習教育の ... 24
- 退院指導 ... 30
- 大学における看護系人材養成の在り方に関する検討会 ... 2
- 大学入学共通テスト ... 2
- 大腸がん ... 38
- 体調管理，看護師としての ... 106
- 体調の悪い学生 ... 105
- 態度の醸成，発問時の ... 18
- 対話 ... 18
  - ──，教師との ... 73
- 多重課題 ... 37
  - ──，突然の ... 133
- タバコ ... 144
- 多発性骨髄腫 ... 148
- ダメなことでも止められないこと ... 72
- 誰のための看護かがズレている学生 ... 87
- 胆石症 ... 41, 112

●ち

- 地域包括ケアシステム ... 2
- 知識部分，患者の行動変容における ... 72
- 注意欠如・多動症 ... 97
- 中間カンファレンス ... 104
- チューター ... 108
- 直接的経験
  - ──，学生の ... 6, 26
  - ── の把握，学生の ... 10
  - ── の明確化 ... 11

●つ・て

- 伝えるタイミング，悪い知らせ ... 81
- 強い正解，教師の ... 17
- ティーチングチップス ... 14
- デイルーム ... 156
- 出来事 ... 28
- できなかったという経験 ... 50
- 手持ちの札，教師の ... 14
- デューイ ... 5
- 展開のポイント ... 27
- 電子カルテ ... 49
- 転倒，患者の事故 ... 84
- 転倒事故，車椅子移乗介助中 ... 172

●と

- 統合実習 ... 41, 50
- 統合失調症 ... 87, 140
- 糖尿病 ... 156
  - ──，2型 ... 69, 74, 78
- 糖尿病性壊疽 ... 69
- 独語 ... 140
- 特別な支援を要する学生 ... 3
- 突然の多重課題 ... 133
- トライボール ... 129
- トラウマ ... 43, 54, 68

――を抱える学生 23

●な

ナースコール 34
ナースステーション 52
何でも教えてもらいたがる学生 14

●に

入院時問診 132
乳がん 152
認知症 58
認定看護師 21

●ね・の

ネガティブ
　　――な印象，学生の 60
　　――な発言，学生の 67
脳梗塞 34, 48, 64
脳腫瘍 34, 132
　　――摘出術 132
ノンバーバルな情報，患者の .. 153, 158

●は

パーキンソン病 58, 85
バーバルな情報，患者の 153
バーンアウト 13
肺炎 148, 172
肺がん 49, 128, 144
バイタルサインの測定 112
排痰の援助 136
排便 78
パウチ交換 52
ハウツーでは語れない 18
バウンダリー 166
白紙の行動計画 49
初めての病棟実習 172
バツが悪い，患者の思いとして 70
発達障害 98
発問 8, 16, 18, 38, 81, 90
　　――，学生のリフレクションにつながる 57
発問力 21
話しすぎる，教師が 11
パニック，学生の 41
反省的経験 6, 8, 29
反省的実践家 27, 45
　　――としての看護教師 9
　　――としての"思考過程" 45

バンデューラ 5
反復技法 100

●ひ

被害妄想 58
非言語的な情報，患者の 153, 158
非能動型呼吸運動訓練装置 129
肥満 74
ヒューマン・ケアリング 5, 19
病院内看護 2
表現，経験の 3
表情が硬い学生 146

●ふ

ファカルティ・ディベロップメント ... 4
ファシリテート 76
不機嫌な表情，学生の 40
複数患者の受け持ち 37
腑に落ちない怒られ方，教師からの ... 23
不妊治療 124
フラットな助言 45
振り返り，経験の 3
プロセスレコード 3, 140
プロフェッショナル意識 106
文脈 19

●へ・ほ

ベテラン教師 3
ベナー 5
方向性 48
膀胱瘻 78
訪室が少ない学生 52
訪問看護師 78, 83, 87
ホーン-ヤールの重症度分類 85
歩行困難 140
母性看護学実習 104, 124
母乳育児 125
本来，看護志望でなかった学生 104

●ま・む

まじめでおっとりの学生 132
マズロー 20
マタニティブルーズ 124
末期がん 145
慢性閉塞性肺疾患（COPD） 128
ムードメーカー 113

●め・も

明確化，直接的経験の 11
メモ帳の紛失，実習用の 109
盲腸がん 162
文部科学省 2

●や

優しさ，学生の強みとしての 56
やる気がない，やる気になれないように見える学生 52, 104

●り

リーダー的役割 148
リーダーの役割，グループにおける 170
リフレイミング 15
リフレクション 3, 12, 16, 17, 20, 27, 62, 68, 86, 94
　　──，失敗したことを 37
留年 108
領域横断型の臨地実習 2
療養者情報 28
臨床教育判断能力 9
臨床現場，学習素材の宝庫としての 6
臨床の知 16
臨地実習 2, 27
　　──，領域横断型の 2
臨地実習現場 29

臨地実習指導者 6
リンパ浮腫 152
倫理観，看護師としての 110

●れ

レイニンガー 5
レヴィン 14
レディネス，学生の 3, 76
連携
　　──，グループメンバー間の 169
　　──ができない学生 168

●ろ

老年看護学Ⅱ実習 168
老年看護学実習 64, 120
ロールプレイ 53, 61
ロールモデル 64, 66

●わ

ワーク
　　──の進め方 26
　　──の流れ 29
「わからないこと」がわかる 23
ワトソン 5, 23
悪い声かけ 55